Hämolytische und aplastische Anämien als Erkrankungen aus dem Formenkreis der klassischen Hämatologie

UNI-MED

UNI-MED Verlag AG
Bremen - London - Boston

Schubert, Jörg:
Hämolytische und aplastische Anämien als Erkrankungen aus dem Formenkreis der klassischen Hämatologie/Jörg Schubert.-
2. Auflage - Bremen: UNI-MED, 2023
(UNI-MED SCIENCE)
ISBN 978-3-8374-1663-3

Printed in Europe

UNI-MED. Die beste Medizin.

In der Reihe UNI-MED SCIENCE werden aktuelle Forschungsergebnisse zur Diagnostik und Therapie wichtiger Erkrankungen "state of the art" dargestellt. Die Publikationen zeichnen sich durch höchste wissenschaftliche Kompetenz und anspruchsvolle Präsentation aus. Die Autoren sind Meinungsbildner auf ihren Fachgebieten.

Der Verlag dankt den Firmen Alexion Pharma Germany GmbH, Novartis Pharma GmbH, Pfizer Pharma GmbH, Roche Pharma AG und Sanofi-Aventis Deutschland GmbH für die Unterstützung der Produktion dieser Auflage. Der Verlag versichert, dass der Industriepartner keinerlei Einflussnahme auf den Inhalt des Buches, insbesondere auch nicht auf Informationen zu Therapieoptionen, nehmen konnte.

Vorwort und Danksagung

Im Jahr 2022, also dem Jahr der Erstellung dieses Buches, erschien die Publikation zur Bedeutung einer Umbenennung des Begriffs "benigne oder nicht-maligne" Hämatologie in "klassische" Hämatologie (Al-Samkary et al. Lancet Haematol 2022). Dabei ist es vor allem die Patientenseite, für deren Bedürfnisse und Krankheitsverständnis eine solche Umbenennung erforderlich ist. Die Patienten erfahren, dass ihre Erkrankung, ihr Befinden, ihre Symptome und Prognose sich mit solchen Begriffen wie benigne oder nicht-maligne nicht adäquat beschrieben anfühlt. Da gibt es Symptome, die das Wohlbefinden stark einschränken, so dass diese Patienten nicht angemessen am täglichen Leben teilnehmen können. Ebenso führen auch Komplikationen dieser Krankheitsbilder unbehandelt zu einer signifikant gesteigerten Mortalität.

Die medizinische Spezialisierung in den vorgesehenen Curricula ist oft nicht ausreichend abgebildet, um diese Krankheitsbilder mit einzuschließen. Der medizinischen Onkologie steht zumeist nur die neoplastische Hämatologie in der Ausbildung gegenüber. Dies wirkt sich in einigen Ländern auch auf die verfügbare Forschungsförderung aus. So bedarf es in vielen medizinischen Einrichtungen sowie in der öffentlichen Wahrnehmung dem Aufbau einer spezialisierten Abteilung, in der diese Patienten mit der gleichen Aufmerksamkeit bei Therapiewahl, ihrer Individualisierung und Ausrichtung an die aktuellen Forschungsergebnisse versorgt werden können, wie das auch bei den malignen hämatologischen und onkologischen Erkrankungen bereits weitgehend eingerichtet ist (Al-Samkary et al. Lancet Haematol 2022).

Die hier vorgestellten Krankheitsbilder aus dem Bereich der aplastischen und hämolytischen Anämien gehören in diese neu benannte Kategorie der klassischen Hämatologie. In der Behandlung dieser Krankheiten ist es zu sehr erfreulichen Neuentwicklungen gekommen, so dass eine Aktualisierung des Kenntnisstandes gleichermaßen erforderlich ist wie bei den neoplastischen Erkrankungen. Daher sehen wir Autoren dieses Buches das Update auf die heutigen Standards als einen wichtigen Beitrag an.

Diese neuen Entwicklungen und Behandlungsfortschritte werden hier in den einzelnen Kapiteln ausführlich dargelegt. Dabei liegt ein wichtiger Schwerpunkt hinsichtlich der verfügbaren und oft vielseitigen Möglichkeiten in ihrer individuellen Ausrichtung und Anpassung der Therapie für die einzelnen betroffenen Patienten, denen wir dieses Buch gewidmet haben.

Riesa, im Juli 2023 *Prof. Dr. Jörg Schubert, im Namen aller Autoren*

Autoren

Priv.-Doz. Dr. med. Fabian Beier
Uniklinik RWTH Aachen
Klinik für Hämatologie, Onkologie, Hämostaseologie und Stammzelltransplantation und
Centrum für Integrierte Onkologie (CIO) Aachen, Bonn, Köln, Düsseldorf (ABCD), Aachen
Pauwelsstraße 30
52074 Aachen
E-mail: fbeier@ukaachen.de

Kap. 5.1., 5.2.

Prof. Dr. med. Stefan Eber
Schwerpunktpraxis für Pädiatrische Hämatologie/Onkologie/Hämostaselogie und
Kinderklinik der Technischen Universität München
Waldfriedhofstraße 73
81377 München
Tel.: 089/7140975
Fax: 089/74160384
Email: praxis@kid-z.de

Kap. 1.

cand. med. Franziska Hüber
Schwerpunktpraxis für Pädiatrische Hämatologie/Onkologie/Hämostaselogie und
Kinderklinik der Technischen Universität München
Waldfriedhofstraße 73
81377 München
Email: praxis@kid-z.de

Kap. 1.

Priv.-Doz. Dr. med. Jens Panse
Uniklinik RWTH Aachen
Klinik für Hämatologie, Onkologie, Hämostaseologie und Stammzelltransplantation und
Centrum für Integrierte Onkologie (CIO) Aachen, Bonn, Köln, Düsseldorf (ABCD), Aachen
Pauwelsstraße 30
52074 Aachen
E-mail: jpanse@ukaachen.de

Kap. 3.

Prof. Dr. med. Hubert Schrezenmeier
Institut für Klinische Transfusionsmedizin und Immungenetik gemeinnützige GmbH
Helmholtzstraße 10
89081 Ulm
Email: h.schrezenmeier@blutspende.de

Kap. 5.3.

Prof. Dr. med. Jörg Schubert
Elblandkliniken Stiftung & Co. KG
Weinbergstraße 8
01589 Riesa
Email: Joerg.Schubert@elblandkliniken.de

Hämatologische Ambulanz
Universitätsklinikum Dresden
Fetscherstraße 74
01307 Dresden
Email: joerg.schubert@uniklinikum-dresden.de

Kap. 2.

Dr. med. Yannic Schumacher
Uniklinik RWTH Aachen
Klinik für Hämatologie, Onkologie, Hämostaseologie und Stammzelltransplantation und
Centrum für Integrierte Onkologie (CIO) Aachen, Bonn, Köln, Düsseldorf (ABCD), Aachen
Pauwelsstraße 30
52074 Aachen

Kap. 5.1., 5.2.

Prof. Dr. med. Andreas Tiede
Abteilung für Hämatologie, Onkologie, Hämostaseologie und Stammzelltransplantation
Medizinische Hochschule Hannover
Carl-Neuberg-Straße 1
30625 Hannover
Email: Tiede.Andreas@mh-hannover.de

Kap. 4.

Autoren der 1. Auflage:

Prof. Dr. med. Abdulgabar Salama (Berlin)

Prof. Dr. med. Alexnder Röth (Essen)

Inhaltsverzeichnis

Angeborene korpuskuläre hämolytische Anämien

1. Angeborene korpuskuläre hämolytische Anämien

1.1. Zytoskelettdefekte

1.1.1. Struktur und Funktion der Erythrozytenmembran

Die Fähigkeit zur elastischen Verformbarkeit und die mechanische Resistenz seiner Membran sind die wesentlichen Voraussetzungen des Erythrozyten, den starken Scherkräften im Blutkreislauf zu widerstehen. Ermöglicht wird dies durch den einzigartigen Aufbau der Membran aus zwei Anteilen, einer äußeren Lipiddoppelschicht (Plasmamembran) und einem inneren, wandständigen Proteinnetzwerk, dem Membranskelett.

Die Erythrozytenmembran enthält 17 häufige und zahllose, oft kleinere Proteine. Alle Proteine sind miteinander vernetzt (☞ Abb. 1.1). Diese Proteine fallen in zwei Klassen, nämlich integrale und periphere Proteine. **Integrale** Proteine sind in die Lipiddoppelschicht eingebettet und tragen an ihrer Oberfläche die kohlenhydrathaltigen Blutgruppenantigene. Das wichtigste integrale Protein ist der Anionenaustauscher (Bande 3; Blutgruppe Ii). Die **peripheren** Proteine Spektrin, Aktin u.a. bilden das o.g. Proteinnetzwerk, das die innere Oberfläche der Erythrozytenmembran auskleidet (Übersichten über den Aufbau des Membranskeletts und seine Störungen bei angeborenen hämolytischen Anämien [1-5]).

Das Proteinskelett besteht vorwiegend aus Spektrinmolekülen. Der Grundbaustein dieses fadenförmigen Proteins besteht aus einer α- und einer β-Kette und wird als Spektrin-Dimer bezeichnet. Um die langen Fäden des Netzwerkes zu bilden, müssen sich zwei oder mehrere Spektrin-Dimere Kopf an Kopf zu Spektrin-Tetrameren und höheren -Oligomeren aneinander lagern (Spektrin-Selbstaneinanderlagerung). Spektrin-Tetramere und höhermolekulare Oligomere verhalten sich wie Federn: Sie leisten die Rückstellkraft der Erythrozytenmembran gegenüber Formveränderungen und führen den Erythrozyten nach der patronenförmigen, ellipsoiden Ausrichtung im Kreislauf wieder in die diskoidale Ruheform zurück. Die Spektrin-Selbstaneinanderlagerung ist für die Integrität der Erythrozyten unerlässlich: Mutationen, die sie behindern, sind für die Mehrzahl der hereditären Elliptozytosen und Poikilozytosen verantwortlich.

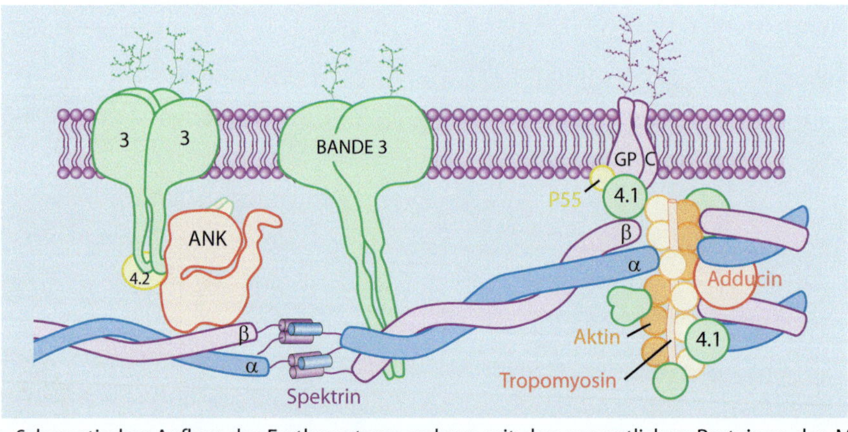

Abb. 1.1: Schematischer Aufbau der Erythrozytenmembran mit den wesentlichen Proteinen des Membranskeletts und der Lipidmembran. Die Lipiddoppelschicht ist im oberen Teil (mit den integralen Proteinen Bande 3 und Glykoprotein C) dargestellt; das Membranskelett, bestehend aus Spektrin-α- und -β-Ketten, Aktin, Protein 4.1 u.a.) im unteren Teil der Abbildung. Im Spektrin-Dimer lagern sich je eine α- und β-Kette antiparallel zusammen; die Spektrin-Selbstaneinanderlagerungstelle (in der Mitte des unteren Teils) wird aus zwei Spektrin-Dimeren gebildet, die Kopf an Kopf gegenüberliegen. Vertikale Defekte (v.a. bei hereditärer Sphärozytose) stören die vertikale Aufhängung des Membranskeletts an die Doppellipidschicht; horizontale Defekte (v.a. bei hereditärer Elliptozytose) die horizontale Verknüpfung zweier Spektrin-Dimere an der Selbstaneinanderlagerungsstelle.

Über zwei Verankerungsproteine, Ankyrin und Bande 4.1, ist das Membranskelett an die integralen Proteine in der Plasmalipidmembran gebunden. Ankyrin stellt die wichtigste Verbindung dar, da es zwei voneinander unabhängige, hochaffine Bindungsstellen besitzt, eine für das zytoplasmatische Ende der Bande 3 und eine für β-Spektrin.

Die Bedeutung der Verankerung des Membranskeletts über die Bande 3 für die strukturelle Integrität des Erythrozyten wird am besten durch die außergewöhnlich starke Membranfragmentierung und Hämolyse der Erythrozyten von Mäusen verdeutlicht, denen die Bande 3 fehlt. Das Membranskelett ist dabei weitgehend intakt, kann die Lipidmembran jedoch nicht zusammenhalten.

1.1.2. Morphologische, biochemische und genetische Diagnostik bei Erythrozytenmembrandefekten

Die Beurteilung des Blutausstrichs und die Bestimmung der osmotischen Fragilität der Erythrozyten sind die beiden nützlichsten Tests, um einen angeborenen Membrandefekt festzustellen [6]. Fast alle Membranstörungen führen zu einer veränderten Erythrozytenform. In vielen Fällen herrschen diagnostisch wegweisende Formanomalien vor: Sphärozyten, Elliptozyten, Fragmentozyten, Poikilozyten, Stomatozyten, Akanthozyten und Targetzellen (☞ Abb. 1.2).

In den meisten Fällen ist die Diagnose aufgrund der anomalen Form und dem Nachweis einer erhöhten osmotischen Fragilität der Erythrozyten zu stellen. Die osmotische Resistenz der Erythrozyten wird am besten mit dem *Acidified-Glycerol-Lysis*-Test untersucht (Erythrozyten Labore Ulm und Würzburg) [7]. Die Bestimmung mittels hypotoner Salzlösung ist nicht standardisierbar und daher nicht mehr zu empfehlen. Zur Diagnosestellung der Sphärozytose eignet sich auch der sogenannte Eosin-Maleimid-Test (EMA) [11]. Der Kryohämolyse-Test ist weniger spezifisch und eher nicht zu empfehlen. Beide Tests zusammen (AGLT und EMA) haben eine nahezu hundertprozentige Spezifität und Sensitivität. Bei schwieriger Differentialdiagnose, bei regelmäßigen Transfusionen oder zur Vorhersage des Verlaufs bei Patienten mit Elliptozytose kann die Diagnose durch eine genetische Untersuchung der in Frage kommenden Protein-Gene gesichert werden. Die Art der Untersuchung richtet sich nach der vorherrschenden anomalen Zellform (☞ Tab. 1.1).

Störungen der Membranverformbarkeit oder ihrer strukturellen Integrität können mit dem Ektazytometer entdeckt werden; mit Hilfe der Ablenkung von Laserstrahlen werden die Verformung von Erythrozyten, die Integrität und die Steifheit der Membran unter verschiedenen Scherkraftbelastungen gemessen. Dieses Verfahren ist derzeit nur bei PD Dr. Jeroem Goede, Hämatologie Winterthur, standardisiert.

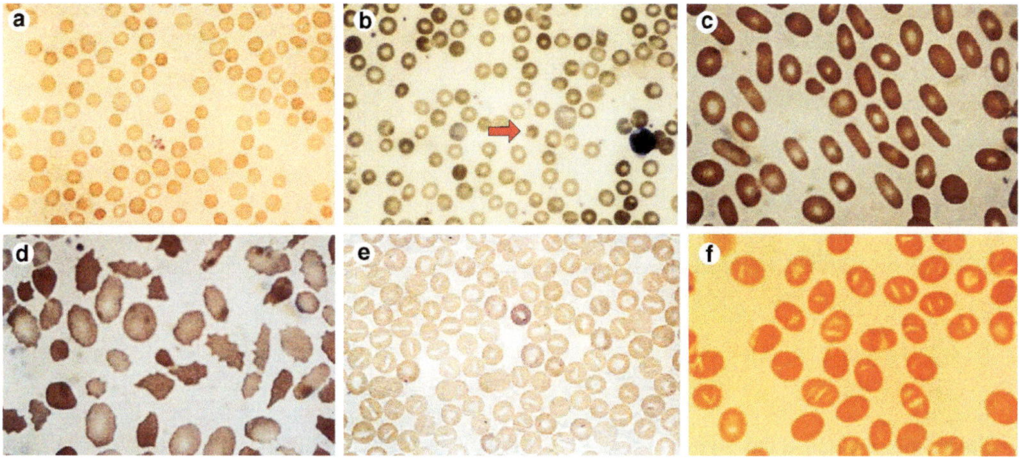

Abb. 1.2a-f: Abnorme Erythrozytenmorphologie bei hereditären Membrandefekten. **a:** Sphärozytose; **b:** Pilzförmige ("*pincered*") Erythrozyten (Pfeilmarkierung) bei Sphärozytose infolge eines Bande-3-Defektes; **c:** Elliptozytose (stäbchenförmige Elliptozyten); **d:** Poikilozytose; **e:** Stomatozytose (zentraler heller Balken); **f:** Südostasiatische Ovalozytose.

Anomale Form	Krankheit	Biochemie	Untersuchung	Indikation für Spezialuntersuchung
Kugelzellen	• Sphärozytose	• Spektrin ↓ • Ankyrin ↓ • Bande 3 ↓ • Bande 4.2 ↓	• Eosin-Maleimid-Bindung • osmotische Resistenz (AGLT) • spezielle Parameter	• Abgrenzung zur Immunhämolyse • rezessive oder spontane Erkrankung • pränatale Diagnose bei schwerer HS • HS + neuromuskuläre Erkrankung
Elliptozyten (Poikilozyten)	• Elliptozytose • HE mit infantiler Poikilozytose	• α-Spektrin-Defekt (selten β-Spektrin) • Spektrin-Tetramer ↓ • Bande 4.1 ↓/Bande-4.1-Defekt • GpC, GpD ↓ • z.T. mit Spektrin-α-Lely	• osmotische Resistenz bei schwererer Ausprägung	• prognostische Aussage: - zeitlich begrenzte Anämie (infantile Poikilozytose) oder schwere chronische Anämie (HP) - pränatale Diagnose bei HP
Poikilozyten Fragmentozyten (Elliptozyten)	• (Pyro-) Poikilozytose	• Spektrin-Tetramer ↓ • Spektrin-Dimer ↑ + Spektrin-α-Lely	• AGLT • EMA	
Stomatozyten Echinozyten Targetzellen	• Stomatozytose • Xerozytose	• Bande 7b ↓ (nur bei HST) • anomale intraerythrozytäre Na^+-Konzentration ↑, K^+-Konzentration ↓	• Ektazytometrie	• Diagnosestellung: - HST oder HX - HS oder HST

Tab. 1.1: Spezielle Membranuntersuchungen bei Formanomalien der Erythrozyten. **HS**: hereditäre Sphärozytose; **HE**: hereditäre Elliptozytose; **HP (HPP)**: hereditäre Poikilozytose (Pyropoikilozytose); **HST**: hereditäre Stomatozytose; **HX**: hereditäre Xerozytose; **GpC**: Glykoprotein C; **GpD**: Glykoprotein D.

1.2. Hereditäre Sphärozytose

Die hereditäre Sphärozytose (HS; Synonym: angeborene Kugelzellenanämie) ist in Mitteleuropa die bei weitem häufigste angeborene hämolytische Anämie; in Deutschland, Österreich und der Schweiz leben ca. 19.000 Patienten [1, 2].

Screening-Untersuchungen von gesunden Blutspendern deuten daraufhin, dass 1 % der Bevölkerung klinisch asymptomatische Anlageträger einer rezessiven Sphärozytose sind [7].

Die **Leitbefunde** der Erkrankung sind

- Anämie (in ca. 70 %)
- Ikterus (hämolytischer Ikterus, Verschlussikterus)
- Splenomegalie und Gallensteine.

Charakteristisch sind vermehrte Kugelzellen (bei Bande-3-Defekten zusätzlich pilzförmige "*pincered*" Erythrozyten) im Blutausstrich (☞ Abb. 1.2), deutliche Anisozytose (RDW erhöht) und erhöhte MCHC.

1.2.1. Genetik und molekulare Defekte

Die Erkrankung ist auf verschiedene Defekte in den Genen folgender Erythrozytenmembranproteine zurückzuführen [1-5, 32, 36, 37]: Am häufigsten sind Defekte im Gen für Ankyrin (ANK1: 40-60 %) [9]. Defekte im Gen für Bande 3 (EPB3) [9] und für β-Spektrin (SPTB) machen jeweils ca. 20 % der Fälle aus.

Die Erkrankung wird in 2/3 der Fälle autosomal-dominant vererbt; in Familien mit sporadisch auftretender Sphärozytose liegt in der Hälfte der Fälle eine Neumutation in der mütterlichen Keimbahn vor, die vermutlich dominant weitervererbt wird. Nur in ca. 10-15 % der Familien liegt ein rezessiver Erbgang vor, der auf Defekte im Gen für α-Spektrin, Ankyrin oder Bande 4.2 zurückzuführen ist.

1.2.2. Pathogenese

In 2/3 der Fälle sind die Konzentrationen von Spektrin und Ankyrin vermindert; die Proteinkonzentrationen betragen meist zwischen 60-80 % der Norm. In je 15-20 % liegt ein isolierter Bande-3-Mangel oder ein β-Spektrin-Defekt vor. Selten sind ein rezessiv vererbter schwerer Spektrinmangel aufgrund von Mutationen im α-Spektrin-Gen oder ein Bande 4.2-Mangel (v.a. bei japanischen Patienten).

Die verminderte Konzentration der Proteine des Membranskeletts führt zu einer Instabilität der Erythrozytenmembran, die für die Pathogenese der Sphärozytose entscheidend ist. Kleinste Areale der Lipidmembran sind nicht von einem Membranskelett ausgekleidet und werden als Mikrovesikel aus der Membran abgeschnürt (☞ Abb. 1.3). Dieser Vorgang geschieht v.a. bei der Passage durch das saure, energiearme Milieu der Milzpulpa immer wieder und wird als Milzkonditionierung der Kugelzellen bezeichnet. Er führt zu einer verminderten Verformbarkeit und rigiden Sphärozyten. Sobald ein kritischer Membranverlust erreicht ist, verlängert sich die Kontaktzeit mit den Phagozyten, die die endothelialen Schlitze der Milzsinus umgeben, so dass die Zellen einem zusätzlichen oxidativen Stress ausgesetzt sind und in der Milz vorzeitig hämolysieren (☞ Abb. 1.3).

1.2.3. Klassifikation in verschiedene Schweregrade

Das **klinische Bild** zeigt eine große Variationsbreite. Die Bestimmung der Hämoglobin- und Bilirubinkonzentration sowie der Retikulozytenzahl erlaubt eine Einteilung in vier **Schweregrade** (leichte, mittelschwere, schwere und sehr schwere Form) (☞ Tab. 1.2).

Leichte Sphärozytose

Patienten mit leichter Sphärozytose (1/3 der Fälle) haben eine leichte, nahezu vollständig kompensierte hämolytische Anämie mit milder Retikulozytose. Mit Ausnahme der schweren Anämie bei aplastischer Krise benötigen sie keine Erythrozytentransfusion.

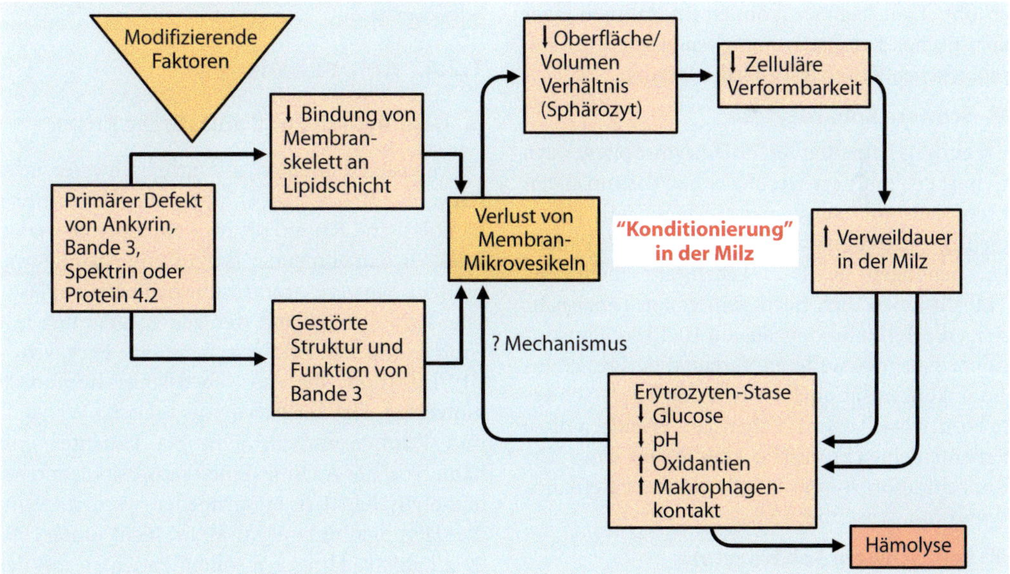

Abb. 1.3: Pathogenese der hereditären Sphärozytose: Verschiedene genetisch bedingte Defekte der Erythrozytenmembranproteine Ankyrin, Spektrin oder Bande 3 führen zu einer verminderten Bindung des Membranskeletts an die integralen Proteine der Lipidschicht. Darüberhinaus kann auch der Aggregationszustand und die Verteilung der Bande 3 in der Lipidschicht verändert werden. Modifizierende, epigenetische Faktoren können bei gleichem genetischen Defekt auch innerhalb einer betroffenen Familie zu einem unterschiedlichen Schweregrad der klinischen Symptomatik führen. Die genannten Veränderungen der Erythrozytenmembran führen zu einer Abschnürung von Mikrovesikel aus der Membran. Durch die wiederholte Konditionierung des geschädigten Erythrozyten im ungünstigen Milieu der Milzpulpa kommt es zum zunehmenden Verlust an Oberfläche und zur Kugelzellbildung.

	Leichte HS	Mittelschwere HS	Schwere HS[2]	Sehr schwere HS[3]
Anteil an Patienten (%)	25-33	60-70	≈10	3-4
Hämoglobin (g/l)	110-150	80-110	60-80	<60
Retikulozyten (%)	1,5-6	≥6	≥10 (meist >15)[4]	≥10
Bilirubin (mg/dl)	1-2	≥2	>2-3	≥3
Sphärozyten u.a. im Blutausstrich	oft nur vereinzelt	deutlich vermehrt	deutlich vermehrt	Mikrosphärozyten und Poikilozyten
Transfusionen[5]	0-1	0-2	≥3	regelmäßig

Tab. 1.2: Klinische Schweregrade der hereditären Sphärozytose [1].

[1] Modifiziert nach Eber et al., 1990 [10] und Eber und Lux, 2004 [1].

[2] Patienten benötigen in den ersten beiden Jahren gehäufte, z.T. regelmäßige Transfusionen.

[3] Patienten müssen regelmäßig transfundiert werden, um einen Hämoglobinwert über 60 g/l zu halten.

[4] Die Retikulozyten sind im ersten Lebensjahr infolge der verzögert einsetzenden Erythropoese z.T. nur mäßig erhöht.

[5] jenseits der Neugeborenenperiode.

Mittelschwere Sphärozytose

Die Mehrzahl der Patienten erkrankt an der mittelschweren Form. Die Hämoglobinkonzentration ist auf unter 100 g/l erniedrigt; die Bilirubinkonzentration und die Retikulozytenzahl sind deutlich erhöht. Transfusionen können im Rahmen einer aplastischen Krise oder bei seltenen schweren hämolytischen Krisen erforderlich werden.

Schwere Sphärozytose

Bei einigen Patienten setzt die Erythropoese nach Geburt erst mit Verzögerung ein, so dass im ersten Lebensjahr eine ausgeprägte Anämie mit relativ niedriger Retikulozytenzahl vorliegt. Diese Patienten benötigen im 1.-2. Lebensjahr mehrfache Transfusionen. Erst nach dem ersten Lebensjahr steigt die Retikulozytenzahl auf 10-15 %. Transfusionen haben im weiteren Verlauf niedrige Hämoglobinkonzentrationen zwischen 60-80 g/l (schwere Form). Nach dem 1. Lebensjahr erreichen diese Patienten eine chronische Anämie mit einer Hb-Konzentration von 60-80 g/l und einer Retikulozytose von meist über 15 %.

Sehr schwere Sphärozytose

Patienten mit der sehr seltenen sehr schweren Form benötigen regelmäßig Transfusionen um eine Hämoglobinkonzentration von >60 g/l zu halten. Sie entwickeln meist um das 4.-5. Lebensjahr eine deutliche Eisenüberladung. Die Vererbung ist fast immer rezessiv; beide Eltern haben Zeichen einer leicht gesteigerten Hämolyse oder erhöhte osmotische Fragilität.

Die Rate an schwerer Hyperbilirubinämie ist bei allen Neugeborenen mit Sphärozytose höher als bei gesunden. Ein neonataler Blutaustausch kann meist – aber nicht immer – durch einen frühzeitigen Beginn der Phototherapie vermieden werden.

1.2.4. Komplikationen

Hämolytische und aplastische Krisen

Die meisten Patienten mit mittelschwerer oder schwerer Sphärozytose erleiden eine oder mehrere hämolytische Krisen, oft im Rahmen von viralen Infekten. Zunehmender Ikterus und Anämie sind typisch. Schwere, transfusionsbedürftige aplastische Krisen treten mit wenigen Ausnahmen nur einmal im Leben auf. Ursache ist eine Parvovirus-B19-Infektion, die eine lebenslange Immunität hinterlässt. Das für Parvovirus typische Wangen- und Rumpfexanthem fehlt bei Patienten mit hämolytischer Anämie. Eine Transfusion kann bei hämolytischen Krisen vermieden werden, wenn die Hämoglobinkonzentration nicht unter 50-70 g/l abfällt. Hingegen sollten Patienten mit der selteneren aplastischen Krise bei Hb-Werten <50-60 g/l transfundiert werden, da wegen des raschen und ausgeprägteren Hämoglobinabfalls (unbehandelt bis unter 20-30 g/l) eine lebensbedrohliche kardiovaskuläre Insuffizienz auftreten kann.

Bei bekanntem chronischen Verlauf einer mittelschweren bis schweren Form und akut verstärkter Hämolyse (Abfall der Hämoglobinkonzentration

(Hb) auf <70 g/l) kann zur Vermeidung einer Bluttransfusion in Rücksprache mit dem/der pädiatrischen Hämatologen/-in eine passagere Milzblockade mit hochdosiertem Prednisolon 1-2 mg/kg KG über eine Woche oder 4 mg/kg KG über drei Tage versucht werden.

Um Patienten aufzuklären, ob noch eine schwere aplastische Krise stattfinden kann, sollten Antikörper gegen Parvovirus B19 bei Erstdiagnose und ggf. in größeren Abständen bestimmt werden. Bei bekanntem Kontakt zu Ringelröteln kann eine schwere transfusionsbedürftige Krise möglicherweise durch die frühzeitige subkutane oder intravenöse Gabe eines Immunglobulinpräparats, die nahezu alle Anti-Parvovirus-B19-Antikörper enthalten, vermieden werden. Jedoch wird die aplastische Krise bei den meisten Patienten erst mit Beginn der klinischen Symptome entdeckt, während der Patient/die Patientin schon beginnt, eigene protektive Antikörper zu bilden. Der Nutzen der Immunglobulingabe ist in den letzteren Fällen meist marginal. Sollten im Umfeld des Patienten Ringelröteln aufgetreten sein, so ist eine Vorstellung bei der/dem Hämatologin/-en zu empfehlen und bei negativen Titern eine engmaschige Verlaufskontrolle des Blutbildes bis zum Ende der Inkubationszeit erforderlich [11].

Gallensteine und extramedulläre Tumore

Aufgrund des erhöhten Bilirubinanfalls entwickeln 40-50 % der Patienten Gallensteine in der 2.-3. Lebensdekade (5 % der Kinder unter 10 Jahren!). Patienten, die neben der Sphärozytose auch einen homozygoten hepatischen Glukuronyltransferase-Mangel (Morbus Gilbert-Meulengracht) ererbt haben, bekommen früher und häufiger Gallensteine als Patienten mit normaler Bilirubin-Clearance. Diese Patienten weisen auch im Steady State deutlich höhere Bilirubinkonzentrationen (>3-5 mg/dl) auf als Patienten, die "nur" eine gesteigerte Hämolyse aufweisen.

Seltene, schwere Komplikationen sind extramedulläre Tumoren. Sie sind meist im Thorax paraspinal lokalisiert und treten v.a. bei Erwachsenen mit leichter Sphärozytose auf, die über Jahrzehnte eine erhöhte Blutbildung hatten.

1.2.5. Diagnostik

(nach der pädiatrischen Leitlinie 2023 [11])

Screening auf hereditäre Sphärozytose mit neuen Erythrozytenparametern

Ein Screening auf Sphärozytose setzt zunächst voraus, dass überhaupt eine gesteigerte Hämolyse vorliegt. Während des letzten Jahrzehnts wurden mithilfe der neuen Generation von Blutanalysatoren (Sysmex XN-9000 (Parameter: Retikulozyten/IRF) und Beckman-Coulter UniCel DxH800 (Parameter: MRV und MSCV)) zusätzliche Erythrozyten- und Retikulozyten-Parameter entwickelt, die für das Screening auf hereditäre Sphärozytose eingesetzt werden können. Trotz hoher Sensitivität und ausreichender Spezifität kann durch das Screening die Diagnose der Sphärozytose nicht gesichert werden. Zudem werden die Tests nur an wenigen Großlaboren mit den neuen Blutgasanalysatoren durchgeführt.

Screening-Parameter bei Beckman-Coulter UniCel DxH800	*Cut-off*
MRV	<96,7 fl
MSCV	<70,2 fl
MCV – MSCV	>10,4 fl

MRV (Mittleres Retikulozyten-Volumen), MSCV (mittleres kugelförmiges Zellvolumen), MCV (mittleres Zellvolumen).

Screening-Parameter bei Sysmex XN-9000	*Cut-off*
Ret	>80.000/µl
RET/IRF	>3,13
MicroR (Hb <12g/dl)	>2,2 %
MicroR/Hypo-HE (Hb >12g/dl)	≥3,5

Ret (Retikulozyten), IRF (unreife Retikulozytenfraktion), MicroR (Mikro-Retikulozyten), Hypo-HE (hypohämoglobinisierte Erythrozyten).

Die beiden zuvor genannten Blutanalysatoren unterscheiden sich grundlegend bezüglich der verwendeten Diagnostikparameter. Bei dem Beckman-Analyser verwendet man vor allem das mittlere Retikulozytenvolumen (MRV), die unreife Retikulozytenfraktion, sowie das mittlere kugelförmige Zellvolumen (MSCV). Als zusätzlichen errechneten Parameter wird das MCSV vom MCV und vom MRV abgezogen. Diese drei Algorithmen haben eine Sensitivität von bis zu 100 % bei einer Spezifität von bis zu 74 %.

Beim Sysmex-Analyser werden für das Screening die hypohämoglobinisierten Erythrozyten, die mikrozytären Erythrozyten und die unreife Retikulozytenfraktion verwendet. Diese drei Werte weisen eine geringere Sensitivität für die Diagnose einer Sphärozytose auf als die o.g. Parameter am Beckman-Analyser [8].

Nachweisdiagnostik

Die Erkrankung wird durch folgende Untersuchungsergebnisse nachgewiesen (obligatorische Befunde müssen immer vorhanden sein):

Hauptbefunde:
- Positive Familienanamnese (fakultativ)
- Milzvergrößerung (fakultativ)
- Anämie (fakultativ, ca. 1/3 der Patienten sind nicht anämisch!)
- Zeichen der gesteigerten Hämolyse: Retikulozytose, indirektes Bilirubin erhöht, erhöhte LDH, Ahaptoglobinämie (mindestens 2 Zeichen obligatorisch)
- Nachweis von vermehrten Kugelzellen im Ausstrich (können bei leichten Fällen fehlen)
- Erhöhte osmotische Fragilität der Erythrozyten (obligatorisch)
- Verminderte Eosin-Maleimid-Bindung (erniedrigte Bande 3-Konzentration) [12]
- Erhöhte Anisozytose (RDW ↑)
- Erhöhte MCHC (>35 %) oder Rechtsverschiebung des MCHC-Histogramms (fakultativ)

Bei Nachweis einer gesteigerten Hämolyse kann die Diagnose der Sphärozytose gestellt werden, wenn die osmotische Fragilität der Erythrozyten erhöht ist, der EMA verwendet und im Blutausstrich Sphärozyten vermehrt sind (Ausschlussdiagnosen (s.u.) sind zu beachten!). Ein Stufenschema zur sequentiellen Diagnostik ist in Abb. 1.4 angegeben. Die mittlere zelluläre Hämoglobinkonzentration (MCHC) ist in der Hälfte der Fälle auf >36 % erhöht. Der Nachweis einer Rechtsverschiebung im MCHC-Histogramm (messbar mit verschiedenen neueren Blutzählgeraten) ist ein eindeutiger Hinweis auf die Diagnose und eignet sich z.B. für ein Screening von Familienangehörigen eines Patienten mit Sphärozytose.

Für die Diagnostik der Sphärozytose hat sich ein Vorgehen gemäß nachfolgendem Stufenplan bewährt (☞ Abb. 1.4).

Die Diagnose der Sphärozytose beim Neugeborenen wird am besten durch den Nachweis einer verminderten osmotischen Fragilität mittels des Acidified-Glycerol-Lysis-Tests gestellt [7]. Von Vorteil ist die geringe Blutmenge (20 µl EDTA-Blut), die dabei benötigt wird.

Weitere Spezialuntersuchungen sind nur bei fehlenden fakultativen Hauptbefunden erforderlich.

Ausschlussdiagnostik

Folgende Erkrankungen müssen ausgeschlossen werden (die erforderlichen Untersuchungsergebnisse sind in Klammern angegeben):

- Immunhämolytische Anämien (negativer direkter Coomb's Test mit Nachweis von IgG, IgM und Komplementaktivierung)
- AB0-Inkompatibilität im Neugeborenenalter (negativer Coomb's Test, fehlende Antikörperbeladung der Erythrozyten)

Bei negativer Familienanamnese und nur leicht erhöhter osmotischer Fragilität der Erythrozyten (s.u.) kann die Bestimmung der Pyruvatkinase und anderer Erythrozytenenzyme erforderlich sein, um enzymopenisch bedingte hämolytische Anämien auszuschließen. Instabile Hämoglobinvarianten (selten!) können zu vermehrten Mikrosphärozyten im Blutausstrich führen und daher mit einer hereditären Sphärozytose verwechselt werden. Patienten mit der seltenen hereditären Stomatozytose oder Xerozytose werden zuweilen als hereditäre Sphärozytose fehldiagnostiziert, da beide Erythrozytenmembrandefekte mit einer erhöhten osmotischen Fragilität der Erythrozyten einhergehen. Aufgrund des deutlich erhöhten MCV und der vermehrten Stomatozyten im Blutausstrich lässt sich die Stomatozytose von der Sphärozytose abgrenzen. Der sichere Ausschluss einer Stomatozytose oder Xerozytose ist bei einem Patienten mit Sphärozytose vor Splenektomie sehr wichtig, da Patienten mit Stomatozytose oder Xerozytose nach der Milzentfernung rezidivierend Thrombosen erleiden und daher nicht vollständig splenektomiert werden dürfen [13].

Die Diagnose einer Sphärozytose kann bei gleichzeitigem Eisenmangel oder cholestatischem Ikte-

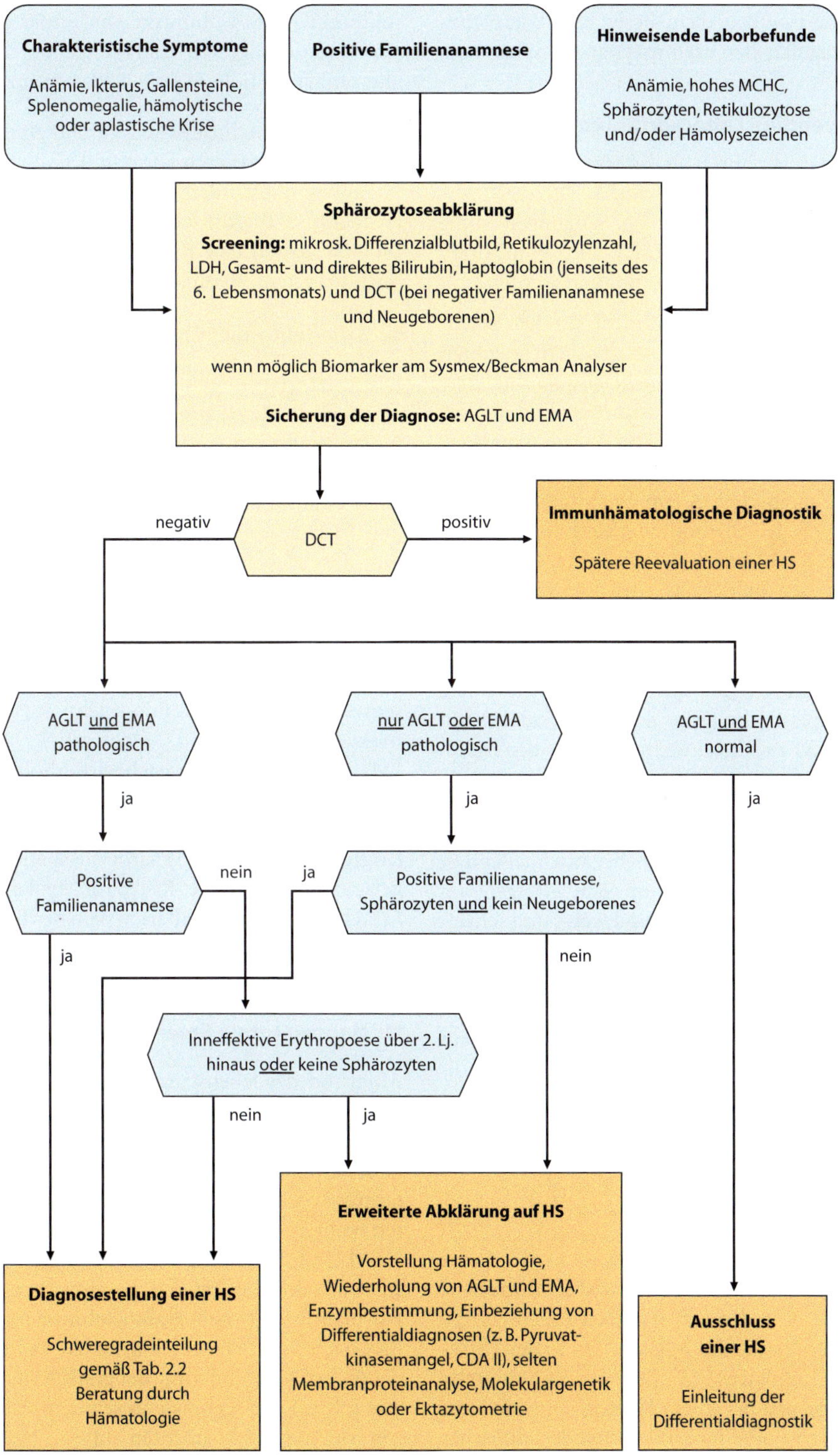

Abb. 1.4: Stufenplan zur Diagnostik der hereditären Sphärozytose.

rus maskiert werden, da in diesen Fällen die osmotische Fragilität der Erythrozyten scheinbar normal ist.

Notwendige Laborverfahren

Das Standardverfahren für die Messung der osmotischen Fragilität ist der *Acidified-Glycerol-Lysis*-Test (AGLT) [7]; vor allem bei Säuglingen ist die kleine Blutmenge (20 µl EDTA-Blut) von Vorteil und sollte mit dem EMA kombiniert werden.

Zwei weitere Tests basieren nicht auf dem Nachweis einer verminderten osmotischen Fragilität: Der durchflusszytometrische Nachweis einer verminderten Bindung von Eosin-Maleimid [12] ist ein sensitiver Screening-Test. Der hypertone Kryohämolyse-Test kann auch bei anderen, selteneren hämolytischen Anämien ein anomales Ergebnis ergeben. Daher sollte ein pathologisches Ergebnis des Kryohämolyse-Tests durch eine zweite Untersuchung auf der Basis der osmotischen Fragilität bestätigt werden.

Der Parvovirus-Immunstatus dient für die Aufklärung des Patienten und/oder dessen Eltern, ob eine schwere aplastische Krise noch stattfinden kann und Kontakt zu Ringelröteln zu vermeiden ist.

Regelmäßige Kontrollen

Jenseits der Neugeborenenperiode sollten bis zum Alter von 6 Monaten monatliche, anschließend 6- bis 8-wöchentliche Hb-Kontrollen erfolgen; im zweiten Lebensjahr bei mittelschwerer und schwerer Form alle 3-4 Monate, bei leichter alle 6 Monate. Vom dritten bis fünften Lebensjahr sind 6-12 monatliche Kontrollen von Hb, Retikulozytenzahl und Bilirubinkonzentration, im weiteren Verlauf einmal pro Jahr zu empfehlen. Ultraschallkontrollen auf das Vorliegen von Gallensteinen sollten mindestens alle 3 Jahre sowie unmittelbar vor Splenektomie erfolgen [1].

1.2.6. Therapie

Eine symptomatische Therapie ist in der Regel nicht erforderlich. Ausnahmen sind Erythrozytentransfusionen in den ersten beiden Lebensjahren, im späteren Verlauf bei aplastischen Krisen (Erreger: meist Parvovirus B19). Eine Transfusion sollte in der Regel erst bei einem Hämoglobinabfall unter 50-60 g/l und/oder entsprechender klinischer Symptomatik erfolgen. Bei Patienten mit koronarer Herzerkrankung oder hochfieberhaftem Infekt sollte ein Hämoglobinwert von 80-90 g/l angestrebt werden. Bei Neu- und Frühgeborenen gelten altersabhängig höhere Transfusionsgrenzen.

Bei bekanntem chronischen Verlauf einer mittelschweren bis schweren Form und akut verstärkter Hämolyse (Abfall der Hämoglobinkonzentration (Hb) auf <7,0 g/dl) kann zur Vermeidung einer Bluttransfusion eine passagere Milzblockade mit hochdosiertem Prednisolon angewendet werden.

Splenektomie, Cholezystektomie

Die Milzentfernung führt nahezu ausnahmslos zu einer vollständigen Normalisierung der Hämoglobinkonzentration und Retikulozytenzahl; lediglich bei Patienten mit sehr schwerer Sphärozytose kann eine leicht gesteigerte Hämolyse fortbestehen. "Therapieversager" sind darauf zurückzuführen, dass Nebenmilzen bei der Operation übersehen wurden oder die Diagnose falsch war. Die Milzentfernung sollte möglichst nicht vor dem 6. Lebensjahr erfolgen (auf keinen Fall vor dem 3. Lebensjahr). Da 0,1-0,4 % der Patienten an einer schweren Postsplenektomie-Infektion (v.a. Pneumokokken-Sepsis und -Meningitis) versterben [14], sollte die Milz nur nach wiederholten Transfusionen oder bei eingeschränkter Leistungsfähigkeit (s.u.) entfernt werden. Untersuchungen an langzeitüberlebenden Sphärozytosepatienten zeigen ein 6-fach erhöhtes Risiko für Myokardinfarkt / zerebralen Schlaganfall nach dem 40. Lebensjahr [15]: Mögliche Ursache ist die nach Splenektomie beschleunigte Arteriosklerose.

Nahezu totale Splenektomie (NTS)

Aufgrund des lebenslang erhöhten Risikos einer foudroyanten Sepsis [14] und der zunehmenden Antibiotika-Resistenz von Pneumokokken ist die nahezu totale Splenektomie der vollständigen Entfernung vorzuziehen. In den letzten Jahren konnten mehrere Arbeitsgruppen um Stoehr, Eber u.a. [16, 17] und Gauthier u.a. [18] zeigen, dass eine subtotale Milzentfernung zu einer langfristigen Normalisierung der Hämoglobinkonzentration (Beobachtungszeitraum bis zu 20 Jahren) und deutlichen Verminderung der gesteigerten Hämolyse führt. Die Ergebnisse unserer Impfstudie gegen Meningokokken deuten auf eine bessere Immunabwehr der Patienten nach NTS im Vergleich mit der vollständigen Splenktomie hin [19].

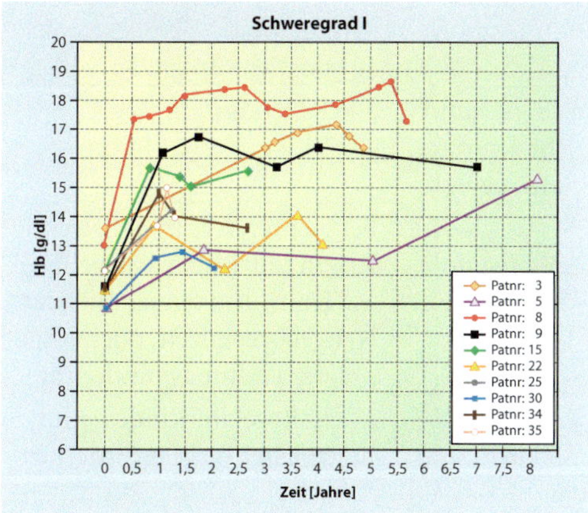

a

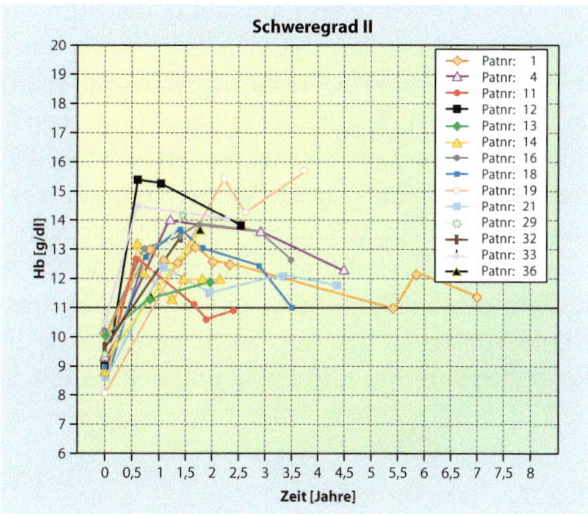

b

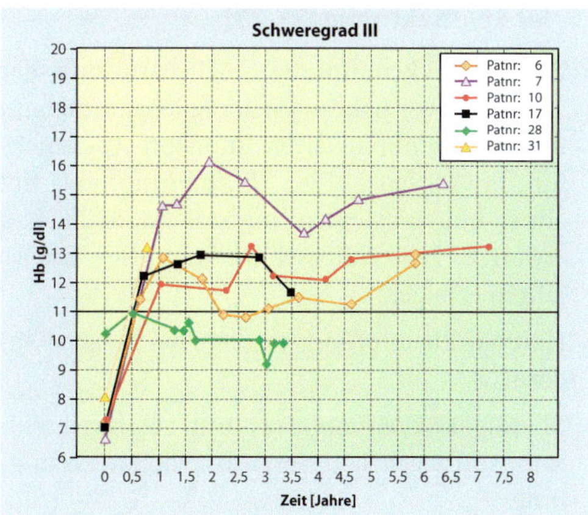

c

Abb. 1.5a-c: Anstieg der Hämoglobinkonzentration nach nahezu totaler Splenektomie (NTS) in Abhängigkeit vom Schweregrad der hereditären Sphärozytose (nach Stöhr, Eber et al. [16]). Insgesamt wurden 31 Patienten nachverfolgt. Das Durchschnittsalter bei Splenektomie lag zwischen 3 und 21 Jahren. Alle Patienten profitierten mit einem langanhaltenden Hämoglobinanstieg. Die präoperativen Hb-Werte waren je nach Schwere der Erkrankung unterschiedlich erniedrigt und stiegen im Mittel um 20-30 g/l an. Patienten mit der leichten Verlaufsform wurden meist wegen Gallesteinen cholezystektomiert; gleichzeitig wurde zur Vermeidung weiterer Gallensteine eine subtotale Milzentfernung durchgeführt. Die Hämoglobinkonzentration nach NTS liegt im oberen Normalbereich. Hingegen haben Patienten mit leichter HS nach vollständiger Milzentfernung z.T. einen zu hohen Hämoglobinwert, und möglicherweise langfristig ein erhöhtes Infarktrisiko (eigene Ergebnisse im Rahmen einer vom BMFT geförderten Studie zur Splenektomie). Bei den Patienten mit der schweren Form liegt der postoperative Hb-Wert niedriger, ist aber immer noch im altersentsprechenden Normalbereich. Transfusionsbedürftige hämolytische oder aplastische Krisen traten in keinem Fall mehr auf.

Transfusionsbedürftige hämolytische oder aplastische Krisen oder andere Komplikationen treten nach subtotaler Splenektomie nicht [16, 17] oder nur sehr selten [18] auf.

Der verbleibende Milzrest sollte möglichst klein sein, um Nachresektionen zu vermeiden. Die Rate an Nachresektionen wegen postoperativ signifikanter Hämolyse war bei nahezu totaler Splenektomie (postop. Milzrest 10 ml unabhängig von der präoperativen Größe, keine Nachresektion wegen signifikanter Hämolyse) [16, 17] deutlich niedriger als bei Belassung eines Teils eines Milzlappens (ca. 30 ml postoperatives Restvolumen, 3 Nachresektionen in 34 Fällen) [18]. Ein noch größerer Milzrest kann nicht empfohlen werden, da die Nachresektionsrate bei einem Milzrest von ca. 20 bis zu 40 % (der vergrößerten Milz) [20] deutlich höher als für unsere Ergebnisse liegt. Für die Abwägung des bestmöglichen OP-Verfahrens sind letztlich entscheidend die Sicherheit der Operation und das Langzeitergebnis mit ausreichender Milzgröße, aber ohne spätere Notwendigkeit einer Nachresektion. Um zukünftig eine Vergleichbarkeit der Post-OP-Verläufe sicher zu stellen, sollten verbleibende Restmilzgrößen definiert werden. Bisher gibt es keinen Anhalt, dass ein rein laparoskopischer Zugangsweg gegenüber den bisher veröffentlichten Daten mit der nahezu totalen Splenektomie via Laparatomie überlegen ist.

Die Entscheidung zur nahezu totalen Splenektomie sollte nach sorgfältiger Abwägung der OP-Indikation, möglichst nach mehrjähriger Beobachtung durch eine(n) Hämatologen/in, unter Berücksichtigung des Risikos einer postoperativen Infektion sowie der Bereitschaft des Patienten und/oder seiner Eltern zu einer postoperativen antibiotischen Prophylaxe, sowie im Konsens zwischen Hämatologen/in, Patient/Eltern und einem in der Technik der nahezu totalen Splenektomie erfahrenem Abdominal- oder Kinderchirurg getroffen werden.

Patienten

- mit der seltenen schweren oder sehr schweren Sphärozytose, bei denen die Milz wegen regelmäßigem Transfusionsbedarf und Organhämosiderose vor dem 6. Lebensjahr entfernt werden muss,
- die zusätzlich an einer Immunschwäche leiden,
- bei denen die Compliance für eine postoperative Antibiotika-Prophylaxe nicht gegeben ist,
- oder die ein erhöhtes Infektionsrisiko aufweisen (z.B. Auslandsaufenthalt in einem Land mit erhöhter Pneumokokkenresistenz oder Malariaendemiegebiet)

sollten in jedem Fall **nahezu total und nicht vollständig** splenektomiert werden. Eine Indikation zur subtotalen Splenektomie kann im Einzelfall auch bei Patienten mit erheblicher Milzvergrößerung gegeben sein, die intensiv Sport betreiben (z.B. Kampfsportarten, Ballspiel, Radrennfahren) und daher ein erhöhtes Risiko für eine Milzruptur aufweisen.

Indikation zur nahezu totalen Splenektomie abhängig vom Schweregrad	
Schwere und sehr schwere Sphärozytose	alle Patienten
Mittelschwere Sphärozytose	bei mehreren hämolytischen Krisen (Hb↓ auf ca 80 g/l); bei >2 Transfusionen jenseits der Neugeborenenzeit; oder ausgeprägter Leistungsminderung
Leichte Sphärozytose	in der Regel im Kindes- und Jugendalter nicht erforderlich

Der optimale Zeitpunkt für die Splenektomie ist bisher nicht gesichert. Bei Patienten mit der schweren und sehr schweren Form sollte die Milz vor dem Schulalter entfernt werden. Patienten mit der mittelschweren Form, die die o. g. Kriterien erfüllen, sollten vor Erreichen der Pubertät (zwischen 7. und 10. Lebensjahr) splenektomiert werden. Bei Gallensteinen und mittelschwerer Sphärozytose sollte eine gleichzeitige, nahezu totale Splenektomie und Cholecystektomie erfolgen. Die selektive Entfernung der Steine durch eine laparoskopische Cholecystektomie hat sich nicht bewährt, da in Folge die Hämolyse fortbesteht und sich neue Steine bilden.

1.2.7. Prophylaxe

Sekundäre Prophylaxe nach nahezu totaler Splenektomie [21-23]

- **Pneumokokkenimpfung**, möglichst mindestens 2 Wochen vor nahezu totaler Splenektomie mit dem neuen konjugierten Impfstoff Apexxnar® für Erwachsene. Eine Boosterimpfung mit einem hohen valenten Impfstoff ist ab 2024 zu erwarten. Eine Auffrischimpfung sollte nach 5 Jahren erfolgen.
- **Hämophilusimpfung** vor allem bei jungen Kindern.
- **Meningokokkenimpfung** mit Polysaccarid-Impfstoff gegen Serogruppe B, evtl. Boosterimpfung.
- Eine **praxisbezogene, leitliniengemäße Empfehlung** zum Vorgehen nach Splenektomie sind für das Kindesalter und für Erwachsene zusammengestellt (Engelhardt et al. [23]). Alle splenektomierten Patienten sollten einen Notfall-

ausweis mit Angabe der wichtigsten Schutzmaßnahmen bei Fieber u.a. mit sich führen.

Dauer der Penizillingabe	
Alter bei Splenektomie	Mindestdauer
<6. Lebensjahr	6 Jahre
6-10. Lebensjahr	4 Jahre
>10. Lebensjahr	3 Jahre

Die Dosierung beträgt 2 × 200.000 E/Tag Penicillin V bis zum vollendeten 5. Lebensjahr; 2 × 400.000 E/Tag ab dem 6. Lebensjahr [22]. Bei größeren Patienten empfiehlt sich die Dosierung nach kg Körpergewicht (50.000 E/kg; maximal 2 × 1,5 Mio. E). Alternativ ein Depotpräparat i.m. (1-2 Mega) 1-2 mal pro Monat. Bei Penizillinallergie kann Erythromycin gegeben werden. Ist dies dem Patienten nicht vermittelbar oder besteht keine ausreichende Therapiecompliance, so sollte auf jeden Fall lebenslang eine antibiotische Therapie bei allen, hochfieberhaften Infekten mit einem bakteriziden Breitbandantibiotikum (derzeit z.B. Amoxicillin und Clavulansäure oder Cephalosporinpräparate der 2. oder 3. Generation [23] verabreicht werden.

Da bisher keine verlässliche Aussage über die Funktion der Restmilz getroffen werden kann, sollte die antibiotische Prophylaxe nach nahezu totaler Splenektomie in der Regel nach den o.g. Richtlinien für die vollständige Splenektomie durchgeführt werden. Möglicherweise kann die Dauer der kontinuierlichen postoperativen antibiotischen Prophylaxe bei Nachweis eines aktiven Milzrestes (Wiederwachsen auf altersentsprechend weitgehend normale Größe und dopplersonographisch normale Milzdurchblutung; nach Möglichkeit Nachweis einer Phagozytose (durch Zählung von *Pocked Red Blood Cells*) [24] sowie nach abgeschlossener Impfungen gegen Pneumokokken, Meningokokken, ggf. Hämophilus verkürzt werden.

Eine regelmäßige Folatsubstitution ist unter einer ausgewogenen Ernährung nicht erforderlich.

1.3. Hereditäre Elliptozytose

Obwohl die hereditäre Elliptozytose fast ebenso häufig wie die Sphärozytose ist (ungefähr 1: 2500 in der weißen nordeuropäischen Bevölkerung), ist ihre klinische Bedeutung wesentlich geringer [2]. Typisch sind die stäbchenförmigen Elliptozyten in mehr als 20 % der Erythrozyten im Blutausstrich. Nur ca. 10 % der Patienten erkranken an einer signifikanten Hämolyse. In einigen Fällen kann die Hämolyse lebensbedrohlich sein. Wir unterscheiden 4 Untergruppen: die milde Elliptozytose (mit vorübergehender schwerer infantiler Poikilozytose), die hereditäre Poikilozytose, die sphärozytäre hereditäre Elliptozytose und die südostasiatische Ovalozytose (☞ Tab. 1.3).

Die meisten Defekte vermindern die Aneinanderlagerung von Spektrin-Dimeren. Nicht so selten liegen auch Defekte im Protein 4.1 vor (zur Lokalisation dieser Protein im Membranskelett ☞ Abb. 1.1).

Spektrin-α-Lely

Dieser häufige wesentliche Polymorphismus vermindert die Bildung einer normalen α-Spektrin-Kette. Die Mutation allein verursacht auch bei homozygoten Trägern keine klinische Symptomatik, da die α-Spektrin-Kette im Überschuss gebildet wird. Wird jedoch die Spektrin-α-Lely-Mutation in trans (auf dem anderen Allel) zu einer weiteren α-Spektrin-Mutation vererbt, die eine hereditäre Elliptozytose ("Elliptozytosemutation") verursacht, so führt dies zum Verlust der normalen α-Kette und zu einer relativ erhöhten Konzentration an dimerem Spektrin, das die mutierte α-Kette mit dem "Elliptozytosedefekt" enthält. "*Compound*"-heterozygote Patienten mit einer α-Spektrin-Elliptozytosemutation und Spektrin-α-Lely erkranken daher entweder an einer hereditären Elliptozytose mit infantiler Poikilozytose (s. unten) oder an einer mittelschweren, chronischen hämolytischen Anämie. Die Kombination ist häufig, da bis zu 30 % der Bevölkerung den an sich harmlosen Spektrin-α-Lely-Polymorphismus aufweisen.

Hereditäre Poikilozytose

Bei **hereditärer Poikilozytose** liegt typischerweise eine Homozygotie oder *Compound*-Heterozygotie für 2a-Spektrindefekte vor, die beide für sich eine milde Elliptozytose verursachen. Einige Patienten mit Poikilozytose sind auch compound heterozygot für die Kombination einer Spektrin-α-Lely-Mutation mit einem der schwereren Spektrin-Defekte, der die Tetramerisierung verhindert.

Der primäre Defekt bei der südostasiatischen Ovalozytose ist eine Deletion von neun Aminosäuren in der Bande 3, die an der Verbindungsstelle zwi-

Klinische Manifestation	Blutausstrich; biochemische Defekte
Milde HE	
• asymptomatisch • dominante Vererbung: ein Elternteil mit HE • Varianten (ca. 10 % der Patienten): - Neugeborene mit mäßig-schwerer hämolytischer Anämie und HPP-ähnlichem Ausstrich; wandelt sich zu einer typischen milden HE innerhalb eines Jahres - Patienten mit milder bis mäßiger chronischer Hämolyse, entweder wegen zusätzlicher Vererbung der α-Spektrin-Variante (α-Lely) oder wegen Koexistenz einer chronischen Krankheit mit Splenomegalie	• Elliptozyten, wenig bis keine Poikilozyten • geringe oder keine Hämolyse (Retikulozyten: 1-3 %) • normale osmotische Fragilität • üblicherweise Defekt in Spektrin-Selbstassoziation. Seltener partieller Defekt oder Fehlfunktion von Protein 4.1 oder von Glykophorin C
Hereditäre Poikilozytose (Pyropoikilozytose)	
• mäßig bis schwere hämolytische Anämie • Splenomegalie • zeitweilig Ikterus • aplastische/hämolytische Krisen • rezessive Vererbung: Ein Elternteil mit HE und einer mit α-Spektrin-*low low expression*-Variante; oder beide Eltern mit HE • Besserung nach Splenektomie	• bizarre Poikilozyten • Fragmentozyten, Sphärozyten • Elliptozyten • tiefes MCV • Retikulozytose • erhöhte osmotische Fragilität • erniedrigte Hitzestabilität der Erythrozyten • genetischer Defekt
Sphärozytäre HE	
• Anämie • Splenomegalie • zeitweilige Gelbsucht • aplastische Krisen • dominantes Vererbungsmuster • gute Reaktion auf Splenektomie	• runde Elliptozyten, ± Sphärozyten • Retikulozyten • erhöhte osmotische Fragilität • Primärdefekt meist unbekannt (z.T. genetisch bedingter β-Spektrin-Defekt)
Südostasiatische Ovalozytose	
• asymptomatisch • dominante Vererbung • bis zu 30 % der Eingeborenen der *Lowlands* von Melanesien oder Malaysia • keine Anämie oder Hämolyse; Malariaresistenz	• runde Elliptozyten, manche mit Querstrich in der Mitte • Genetik der Bande 3

Tab. 1.3: Klinische Subtypen der hereditären Elliptozytose [25]. **HE**: hereditäre Elliptozytose; **HP**: hereditäre Poikilozytose.

schen dem zytoplasmatischen und Membrananteil liegt. Die Hämolyse ist bei Heterozygoten – wenn überhaupt – nur gering verstärkt. Dagegen ist die Homozygotie vermutlich ein Letalfaktor in der Fetalperiode.

Splenektomie bei Elliptozytose

Die Entfernung der Milz ist nur bei compoundheterozygoten oder homozygoten Patienten mit mittelschwerer bis schwerer Form der Elliptozytose oder Poikilozytose indiziert. Die Indikation und die postoperative Antibiotikaprophylaxe/Impfungen werden prinzipiell wie für die Sphärozytose durchgeführt. Da der Grad der Hämolyse während der Säuglings- und frühen Kleinkindzeit abnimmt, sollte die Milzentfernung in keinem Fall vor dem dritten Lebensjahr und nach Möglichkeit erst nach dem fünften Jahr oder später erfolgen. In einigen Fällen wurde eine subtotale Milzentfernung mit Erfolg durchgeführt.

1.4. Hereditäre Defekte der Kationendurchlässigkeit der Erythrozytenmembran

Je nach den indirekten Zeichen des zellulären Wassergehalt (s. unten) und der charakteristischem Zellform unterscheiden wir die hereditäre Stomatozytose von der Xerozytose (☞ Tab. 1.6). Der Schweregrad der Erkrankung, die Veränderung der intrazellulären Kationenkonzentration und die Morphologie sind sehr unterschiedlich. Mehrere seltene intermediäre Formen (milde Stomatozytose; Kryohydrozytose; Pseudohyperkaliämie) wurden beschrieben (Reviews [4, 26]). Alle Krankheiten werden autosomal dominant vererbt. Viel häufiger als die angeborenen Formen beobachtet man eine erworbene Vermehrung von Stomatozyten oder Xerozyten und Echinozyten nach Einnahme von Medikamenten oder bei Infektionen; diese Formveränderungen gehen meist nicht mit einer klinisch bedeutsamen Hämolyse einher. Bei der erworbenen Stomatozytenvermehrung lagern sich Medikamente (Chlorpromazin, Ifosphamid, Cyclophosphamid u.a.) in die innere Lipidschicht der Doppellipidmembran ein und dehnen diese gegenüber der äußeren Lipidschicht aus.

Die wesentlichen Charakteristika der kongenitalen Stomatozytose und Xerozytose und ihrer Zwischenformen sind in Tab. 1.4 gegenübergestellt.

1.4.1. Hereditäre Stomatozytose

Bei der seltenen schweren hereditären Stomatozytose mit zellulärer Überwässerung führt ein dominant vererbter Defekt der Kationendurchlässigkeit zu einem ausgeprägten Natriumeinstrom in die Erythrozyten, der die Kapazität der auswärtstransportierenden Na^+/K^+-Pumpe übersteigt und zu einem massiven Anstieg der intraerythrozytären Kationenkonzentration (Na^+- und K^+-Gesamtkonzentration) und zellulärem Wassergehalt (erhöhtes MCV und erniedrigte MCHC) führt. Bei einigen Familien kommt es zu einer schweren Hämolyse. Die charakteristische Formveränderung besteht in einer queren zentralen Aufhellung der Erythrozyten, die wie ein Mund (griechisch *stoma*) aussieht.

1.4.2. Hereditäre Xerozytose

Einige der Patienten haben intrauterin einen schweren Hydrops mit ausgeprägtem Aszites bei mittelschwerer Anämie. Bei Geburt sind die Neonaten schwer krank und bedürfen Intensivtherapie zur Ausschwemmung. Der Hämoglobingehalt ist auf 80 g/l erniedrigt. Nach der intensiven Neonatalperiode weisen die Patienten eine milde bis mittelschwere Hämolyse auf. Das Blutbild ist weitgehend unauffällig und zeigt neben gelegentlichen Targetzellen und einigen Stomatozyten bei genauer Durchsicht irregulär geformte Xerozyten (Stechäpfelerythrozyten mit runden Ausbuchtungen, so genanntes "*budding*", besonders im Phasenkontrast gut sichtbar). Die osmotische Fragilität ist vermindert.

Das beste Verfahren für die Diagnose der Xerozytose ist die Ektazytometrie (derzeit nur verfügbar bei Jeroem Goede, Hämatologie Kantonspital Winterthur, Schweiz). Die Ektazytometrie erlaubt eine Messung der Verformbarkeit im hypertonen hyperosmolaren Medium. Die für die Patienten typische Verschiebung der Kurve nach links zeigt die für die Xerozytose typische Dehydratation der Erythrozyten. Das MCHC ist erhöht, die Xerozyten schrumpfen schneller in höherer Osmolarität und die Verformbarkeit ist vermindert. Die übliche Messung der osmotischen Fragilität ist dabei normal [32].

	Stomatozytose[1] mit zellulärer Überwässerung	Kryo-hydrozytose	Familiäre Pseudohyper-kaliämie	Xero-zytose
Hämolyse	mittel bis schwer	mild bis mittel	mild bis normal	mild bis mittel
Vererbungsmodus	autosomal dominant			autosomal dominant
Erythrozyten-morphologie	Stomatozyten ↑-↑↑↑	Stomatozyten (↑), tassenförmig; zentraler Balken	Targetzellen, Stomatozyten (↑)	Targetzellen ↑ Echinozyten ↑ Stomatozyten (↑)
MCV (80-100 fl)[2]	110-150	90-105	82-104	84-122
MCHC (32-36 g/dl)	24-30	34-38	33-39	34-38
Osmotische Fragilität	↑↑↑	normal bis (↑)	(↓)	↓
Erythrozytäres Na^+ (5-12 mmol/l)[5]	60-100	15-50	10-25	10-30
Erythrozytäres K^+ (90-103 mmol/l)[5]	20-55	55-65	75-100	60-90
Erythrozytäres K^+ und Na^+ (95-110 mmol/l)[5]	110-140	75-105	87-109	75-99
Passives Membranleak[3,5]	20-40	1-6	1-2	2-4
Stomatinverlust[5]	ja	nein?[4]	nein	nein
Kälteautohämolyse[5]	nein	ja	nein	nein
Pseudohyperkaliämie	K^+ (↑) nach Lagerung	ja	ja, ↑↑↑	teilweise
Intrauterin Aszites	nein	nein	nein	gering bis stark
Rückgang der Hämolyse nach Splenektomie	gut	gering bis gar nicht	nicht erforderlich	schlecht
Postsplenektomie-Thromboserisiko	↑↑↑	normal?	nicht bekannt	↑↑↑

Tab. 1.4: Merkmale von hereditärer Stomatozytose, Xerozytose und verwandter Erkrankungen (nach Walensky et al. 2003). ↑ vermehrt; ↓ vermindert; ↑↑↑ deutlich vermehrt oder erhöht; (↑) leicht vermehrt oder erhöht; (↓) leicht erniedrigt.

[1] Neben der schweren Form gibt es leichtere Verlaufsformen der hereditären Stomatozytose, bei denen Stomatozyten vermehrt sind, die zelluläre Überwässerung (MCV 95-130 fl; Na^+ 30-60 mmol/l) jedoch nur leicht ausgeprägt ist.

[2] Die Normalbereiche sind in Klammern angeben.

[3] Definiert als der Ouabain- und Bumetanid-resistenter ^{86}Rubidiumeinstrom bei 37°C; es wird der Quotient des Patientenwerts zum normalen Einstrom angegeben (Norm: 0,06-0,1 mmol/l Erythrozyten/h)

[4] Bei einem Patient mit angeblicher Kryohydrozytose wurde ein Fehlen des Stomatins beschrieben; dieser Patient hat aber eher Zeichen der Stomatozytose mit zellulärer Überwässerung.

[5] Die früheren Spezialuntersuchungen werden neuerdings durch die genetische Analyse ersetzt.

Splenektomie ist kontraindiziert bei Stomatozytose und Xerozytose

Patienten mit der mittelschweren bis schweren Form der Stomatozytose müssen bei niedrigen Hämoglobinwerten transfundiert werden. Die Hämolyse ist bei den Patienten mit der Xerozytose nach der Neugeborenenzeit selten so ausgeprägt, dass Transfusionen erforderlich sind. Bei Patienten mit der seltenen schweren Xerozytose steigt die Hämoglobinkonzentration nach Splenektomie nicht an. Fast alle Patienten mit Stomatozytose oder Xerozytose, die im Kindesalter splenektomiert wurden, erleiden im Erwachsenenalter (oftmals während Schwangerschaften) rezidivierende Thromboembolien und können infolge pulmonaler Hypertonie versterben [13]. Daher ist die vollständige Splenektomie bei Patienten mit hereditärer Stomatozytose und Xerozytose kontraindiziert; nach eigener Erfahrung kann auch nach teilweiser Milzentfernung ein Verschluss großer Körpervenen auftreten.

1.5. Enzymdefekte der Erythrozyten

Es gibt Defekte

- der Glykolyse (Übersicht [27])
- des Nukleotidstoffwechsels (Übersicht[27])
- des Pentosephosphat-Zyklus (Übersicht[28])
- des Glutathionstoffwechsels

(☞ Tab. 1.4)

1.5.1. Pathogenese

Die Defekte der **Glykolyse** und des **Nukleotidstoffwechsels** führen zu einer chronischen hämolytischen Anämie unterschiedlichen Schweregrades, die des **Pentosephosphatzyklus** und des **Glutathionstoffwechsels** verursachen in der Regel passagere hämolytische Krisen, die durch oxydierende Nahrungsmittel oder Medikamente ausgelöst werden. In vielen Fällen werden anomale Enzyme mit einer erniedrigten Stabilität oder veränderten "kinetischen" Eigenschaften (verminderte maximale Aktivität oder herabgesetzte Substrataffinität) gebildet. Die Instabilität der Enzymvarianten dürfte einer der wesentlichen Gründe dafür sein, dass die Defekte meist nur zu einer gesteigerten Hämolyse führen, obwohl das Enzym in den meisten Geweben vorkommt: infolge seines rudimentären Stoffwechsels kann der reife Erythrozyt nicht den Aktivitätsverlust instabiler Enzymvarianten durch eine *de novo* Proteinsynthese ausgleichen. Dadurch kommt es zu einem metabolischen Block mit Anstau der Substrate und verminderter Konzentration der jeweiligen Enzymmetabolite.

1.5.2. Vererbung

Die meisten Defekte werden autosomal rezessiv vererbt (☞ Tab. 1.3). Der Glukose-6-Phosphatdehydrogenase- und der seltene Phosphoglyceratkinase-Defekt werden X-chromosomal, die hämolytische Anämie aufgrund einer erhöhten Aktivität der Adenosindesaminase autosomal dominant vererbt.

1.5.3. Diagnose, Symptomatik und Indikation zur Splenektomie

Unter den Erythrozytenenzymdefekten, die zu einer chronisch hämolytischen Anämie führen, ist der Pyruvatkinase-Mangel bei weitem am häufigsten (1:20.000). Andere Defekte der **Glykolyse** und des **Nukleotidstoffwechsels** (Glucosephosphat-Isomerase-, Triosephosphat-Isomerase- oder der meist bei Südeuropäern vorkommende Pyrimidin-5'-Nucleotidase-Mangel (P5'N) u.a.; ☞ Tab. 1.3) sind selten. Das wichtigste diagnostische Kriterium aller Enzymdefekte der Glykolyse ist die chronische nichtsphärozytäre hämolytische Anämie. Die Milz ist in unterschiedlichem Ausmaß vergrößert. Andere Gewebe sind meist nicht betroffen. Bei einigen Defekten der Glykolyseenzyme (Aldolase (Ald), Glukosephosphat-Isomerase (GPI), Phosphofruktokinase (PFK), Phosphoglyzeratkinase (PGK)) können neben der gesteigerten Hämolyse eine Myopathie mit infektbedingten Rhabdomyolysen und belastungsabhängigen Muskelkrämpfen sowie eine psychomotorische Retardierung auftreten. Besonders schwer ist die neuromuskuläre Störung (Ataxie, Myopathie, spastische Zerebralparese) bei dem sehr seltenen Mangel an Triosephosphat-Isomerase (TPI); diese Patienten versterben meist im Kindesalter.

Nach Ausschluss von Membrandefekten und immunhämolytischen Anämien wird die Diagnose durch den Nachweis einer verminderten Enzymaktivität und oder genetisch gestellt.

Die Charakterisierung einer Enzymvariante mittels Nachweis einer veränderten elektrophoretischen Wanderungsgeschwindigkeit, verminderten Hitzestabilität, oder gestörter Enzymkinetik wird neuerdings durch den Nachweis des molekulargenetischen Defekts ergänzt/ersetzt.

In Deutschland, Österreich und der Schweiz bieten nur wenige Labore die Messung der Erythrozytenenzyme und einiger Stoffwechselprodukte des Erythrozyten gemäß internationalen Standards an:

- D: Kinderklinik Würzburg (Tel. 0931/201-27728 oder 0931/201-27915), Universitätskinderklinik Ulm (Tel. 0731/500-7790)

- **CH**: Erythrozytenlabor der Universitäts- Kinderklinik Zürich (Tel. 0041-44/266-7171), Erythrozyten-Labor des Kantonsspitals Aarau (Tel. 0041-62/828-5302)
- **AU**: Labdia Labordiagnostik des St. Anna Forschungsinstituts Wien (Tel. 0043-1-40077-4800), Zentrallabor AKH Wien (Tel. 0043-1-404 00-0)

1.5.4. Pyruvatkinase (PK)-Mangel

☞ auch Lit. [35]

Da die Aktivität der PK in den Retikulozyten und jungen Erythrozyten deutlich höher als in adulten Erythrozyten ist, kann aufgrund der deutlichen Retikulozytose die Gesamtaktivität der PK im Vollblut der Patienten scheinbar normal sein. Die Restaktivität muss daher immer auf die aktuelle Retikulozytenzahl bezogen werden (☞ Abb. 1.6). In der Praxis ist zur Sicherung der Diagnose der Nachweis der Heterozygotie eines oder beider Eltern hilfreich.

Der Schweregrad kann in Analogie zur Sphärozytose in eine leichte bis schwere Verlaufsform eingeteilt werden. Im Gegensatz zu der hereditären Sphärozytose ist die osmotische Fragilität der Erythrozyten nicht erhöht und die Patienten haben auch nach Splenektomie eine deutlich gesteigerte Hämolyse. Die Patienten sind entweder homozygot oder *compound*-heterozygot (für zwei verschiedene Defekte der Pyruvatkinase). Der klinische Verlauf hängt von der Restaktivität und dem veränderten Substratbindungsverhalten des defekten Enzyms ab. Im Neugeborenenalter ist nicht selten eine Austauschtransfusion bei schwerer Hyperbilirubinämie erforderlich. Es kommen jedoch auch leichte Verlaufsformen vor, bei denen die Diagnose erst im höheren Lebensalter gestellt wird. Patienten mit schwerem Verlauf benötigen regelmäßige Transfusionen von Erythrozytenkonzentrat, oft im Abstand von 4-6 Wochen. In diesen Fällen wird durch die Splenektomie häufig Transfusionsfreiheit erzielt. Nach der Splenektomie steigt die Retikulozytenzahl dauerhaft an. Nicht selten werden Werte über 500 ‰ erreicht. Die regelmäßig nach Splenektomie zu beobachtende Thrombozytose verursacht per se keine Thrombose. Aufgrund der erhöhten Thromboseneigung ist allerdings bei Patienten mit Thrombozytenwerten >500.000/µl nach Splenektomie eine mindestens dreimonatige Thromboseprophylaxe mit niedrigdosierter Azetylsalizylsäure (1-2 mg/kg/Tag) zu empfehlen. Neuerdings wird vor der Splenektomie eine Therapie mit Mitapivat® empfohlen. Die Studie ist in Deutschland abgeschlossen und das Medikament ist durch Stellung einer Sonderanforderung durch Hämatologen, die mit dieser Erkrankung über Erfahrung verfügen, erhältlich [33].

Patienten mit Pyruvatkinase-Mangel tolerieren niedrige Hämoglobinkonzentrationen besser als Patienten mit anderen chronisch hämolytischen

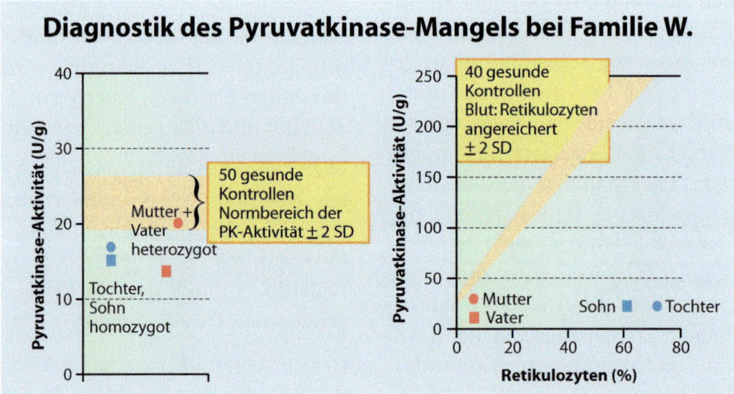

Abb. 1.6: Diagnostik des Pyruvatkinase-Mangels bei Familie W. mit schwerer hämolytischer Anämie. Die Restaktivität bei den schwer betroffenen Kindern ist bezogen auf die Aktivität von normale Kontrollpersonen nur gering vermindert. Erst durch den Bezug auf die normale Retikulozytenaktivität kann der schwere Mangel (<10 % der normalen Aktivität) nachgewiesen werden. Die Heterozygotie der Mutter ist aufgrund einer leichten Retikulozytose bei Bezug auf das Normalkollektiv ebenfalls maskiert; erst im Bezug auf die leichte Retikulozytose ist die Heterozygotie der Mutter gesichert.

Anämien. Ursache ist die ausgeprägte Erhöhung des 2,3-Diphosphoglycerat-Spiegels, die zu einer Abnahme der Sauerstoffaffinität des Hämoglobins und damit zu einer besseren Gewebsoxygenierung führt.

Genetik und molekularer Defekt: Beziehung zum Schweregrad der Erkrankung

Bei der Bestimmung des molekulargenetischen Defekts sollte der u.g. "*Founder*"-Effekt in den verschiedenen Bevölkerungen berücksichtigt werden. Die Heterozygotenfrequenz in Deutschland beträgt ca. 1,4 %.

Drei Mutationen sind häufig; sie sind in Europa, USA und Asien unterschiedlich verteilt:

- G1529A (Arg510Gln); 41 % der Mutationen in USA und Nordeuropa
- C1456T (Arg484Trp); 29-32 % in Südeuropa
- C1468T (Arg490Trp); vorwiegend in der östlichen Hemisphäre

Bei Patienten aus Europa und Nordamerika können ungefähr die Hälfte der Mutationen durch einen Verdau des PK-R-Gens mit dem Sty I-Restriktionsenzym V leicht entdeckt werden. Bei erschwerter Diagnostik (z.B. Patient mit regelmäßigen Transfusionen und vorwiegend Fremderythrozyten) und zur Entscheidung, ob die molekulare Therapie mit Mitapivat® geeignet ist, ist ein molekulares Screening auf PK-Defekt unerlässlich.

Der Nachweis eines Pyruvatkinase-Mangels erfolgt über die Bestimmung der Art der Mutation der Pyruvatkinase.

Die genetische Diagnostik ermöglicht die Unterscheidung, ob es sich um zwei *Non-Missense*-Mutationen (sog. Null-Mutationen) handelt oder ob eine *compound*-heterozygote *Missense*-Mutation des Enzyms vorliegt. Dies ist von großer Bedeutung für die Wahl der Therapie: Ist mindestens eine heterozygote *Missense*-Mutation und somit eine Restaktivität des Enzyms vorhanden, spricht der Großteil der Patienten auf die neue molekulare Behandlung mit Mitapivat® an. Jedoch nicht bei Vorliegen von zwei *Non-Missense*-Mutationen ohne Restaktivität. Mitapivat® ist ein sogenannter allosterischer Pyruvatkinase-Enhancer. Er führt dazu, dass sich die vier Ketten des Pyruvatkinase-Proteins stabilisieren und Substrate im aktiven Zentrum näher zusammen gebracht und verbunden werden [33, 35].

1.5.5. Glukose-6-Phosphat-Dehydrogenase (G-6-PD)-Mangel

☞ auch Lit. [28]

Weltweit ist dieser Mangel im Pentosephosphatzyklus der häufigste Enzymdefekt; über 100 Millionen Menschen sind davon betroffen. Sie leben überwiegend in Gebieten Afrikas, Südeuropas und Asiens, in denen Malaria häufig ist oder früher endemisch war. Ursache ist, dass heterozygote Träger vor der Infektion geschützt sind. Der Defekt wird X-chromosomal (rezessiv) vererbt. Das erklärt warum überwiegend hemizygote Männer betroffen sind. Frauen können entweder homozygot gesund (XX), heterozygote Konduktorinnen (X^GX) oder homozygot erkrankt (X^GX^G) sein. Heterozygote Frauen haben zwei Zellpopulationen, nämlich eine defekte und eine normale. Selten sind heterozygote Frauen erkrankt; Ursache ist, dass bei der zufälligen Inaktivierung eines der beiden weiblichen X-Chromosome (Lyon-Hypothese) das "gesunde" X-Chromosom inaktivert wurde, d.h. es liegt nur eine, nämlich die erkrankte Erythrozytenpopulation vor.

Pathogenese

Der G-6-PD-Mangel ist eine genetisch heterogene Erkrankung: bisher wurden ca. 400 biochemische Varianten des Enzyms beschrieben, von denen bis dato 58 molekular bestätigt wurden. In den meisten Fällen liegt eine Punktmutation mit Austausch einer Aminosäure vor. Das normale Enzym wird als G-6-PD B bezeichnet. Die Bevölkerung aus Zentralafrika hat einen harmlosen Polymorphismus G-6-PD A ($Asn^{126} \rightarrow Asp$).

Die klinisch wichtigsten Varianten sind

- der bei der Bevölkerung des Mittelmeerraumes häufige Typ *Mediterranean* ($Ser^{188} \rightarrow Phe$),
- der bei Menschen aus Zentralafrika häufige Typ A ($Leu^{323} \rightarrow Pro$) und
- die chinesische Variante.

Der G-6-PD-Mangel und Favismus werden getrennt voneinander vererbt. Sie konsekrieren bei der mediterranen und chinesischen Mutation. Menschen aus Zentralafrika sind nicht vom Favismus betroffen.

Oxidative Noxen führen zunächst zu einer Oxidation von reduziertem Glutathion. Der normale Erythrozyt kann unter Verbrauch von NADPH den Pool an reduziertem Glutathion schnell wieder auffüllen. Alle Defekte führen zu einer verminderten Bereitstellung von NADPH, so dass der Pool an reduziertem Glutathion bei oxidativem Stress schnell aufgebraucht ist. Es kommt zur Oxidation von Sulfhydrylgruppen des Hämoglobins, die zur Präzipitation von denaturiertem Hämoglobin als Heinzsche Innenkörper führt. Diese Präzipitate schädigen die Erythrozytenmembran, was letztlich die Hämolyse bedingt.

Klinische Symptomatik und Therapie

Im überwiegenden Teil der Fälle wird die gesteigerte Hämolyse nur durch "oxidativen Stress" ausgelöst; eine chronische hämolytische Anämie findet sich sehr selten. Die Hämolyse findet hauptsächlich intravasal statt. Die hämolytische Krise ist bei Patienten mit der G-6-PD A-Variante, nicht aber bei G-6-PD *Mediterranean*, selbstlimitiert, da die Hämolyse zur Ausschüttung junger Erythrozyten mit höherer Restaktivität an G-6-PD führt. Als wichtigste auslösende Faktoren kommen Infektionen, Azidose, Favabohnen (Favismus beim Mittelmeertyp), Medikamente und chemische Substanzen in Frage (☞ Tab. 1.5). Eine Gefährdung durch Favabohnen entsteht erst beim Essen, eine bloße Inhalation von Pflanzenpollen genügt nicht, so dass ein Spaziergang durch ein Bohnenfeld auch für Patienten mit G-6-PD-Mangel gefahrlos ist. Viele Medikamente verursachen dagegen erst bei hoher Dosierung Hämolyse, während therapeutisch übliche Dosen, außer bei chronischer hämolytischer Anämie mit G-6-PD-Mangel, vertragen werden (☞ Tab. 1.6). Im Einzelfall kann die Vorhersage einer hämolytischen Reaktion schwierig sein [28]. Aufgrund unterschiedlicher Pharmakokinetik und dem gleichzeitigen Infekt kann auch ein als sicher eingestuftes Medikament eine Krise auslösen (z.B. hämolytische Krise infolge von Paracetamol-Gabe bei einem Kleinkind mit G-6-PD-Mangel und fieberhafter Infektion, eigene Beobachtung des Autors). In der Praxis muss daher bei jeder Medikation auf eine evt. Dunkelfärbung des Urins (Hämoglobinurie!) geachtet werden. Die schwerste Komplikation einer hämolytischen Krise ist das akute Nierenversagen (bei Kindern selten). Während der Krisen sollte auf eine ausreichende Urinproduktion geachtet werden; bei Nierenversagen ist eine temporäre Hämodialyse erforderlich. Die wichtigste Maßnahme ist die Vermeidung oxidierender Medikamente und Nahrungsmittel, die eine hämolytische Krise auslösen können (☞ Tab. 1.5). Bei hohem Fieber, bekannten Fieberkrämpfen oder schwerem Krankheitsbild sollte aber nicht auf eine Antipyrese, am besten mit Paracetamol, verzichtet werden. Die Splenektomie ist nur bei Patienten mit der sehr seltenen, schweren chronischen hämolytischen Anämie erforderlich, die regelmäßig Transfusionen benötigen; in einigen Fällen kann dadurch eine Transfusionsfreiheit erreicht werden. Heterozygote Frauen mit einer Restaktivität >15 % brauchen in der Regel keine besonderen Vorsichtsmaßnahmen beachten. Für die HbH-Krankheit und für instabile Hb-Patienten gelten die gleichen Maßnahmen.

Medikamente, die möglicherweise eine Hämolyse verursachen: Für Cotrimazol (ohne Sulfomethoxazol) werden in der deutschen Fachinformation unterschiedliche Angaben gemacht: für den Saft (z.B. Infectotrimet®) wird keine Kontraindikation angegeben; für Cotrim®-Tabletten wird ein angeborener G-6-PD-Mangel der Erythrozyten, Hämoglobinanomalien wie Hb Köln und Hb Zürich als Gegenanzeige angegeben. Von Capellini [28] (die sich auf Luzzatto [29] bezieht) wird Cotrim sicher mit einer hämolytischen Reaktion in Zusammenhang gebracht. Auf Aspirin kann in der Regel verzichtet werden, da das unbedenkliche Paracetamol zur Verfügung steht. Ciprofloxazin und Ascorbinsäure und Chloramphenicol sollten wegen möglicher hämolysierender Wirkung nicht verabreicht werden.

• Infekte (häufig!)	• Rasburicase
• Methylenblau	• Toluidinblau
• Nitrofurantoin	• Favabohnen (mediterrane/chinesische Variante)
• Phenazopyridine	• Mes-/Sulfasalazin (milde Hämolyse)
• Dapsone	
• Primaquine	

Tab. 1.6: Übersicht: Auslöser, die bei Glukose-6-phosphatdehydrogenase-Mangel eine Hämolyse erzeugen [32].

Enzym	Direkt gemessene Restaktivität (%)[1]	Schwere der Hämolyse	Begleitsymptome	Splenektomie	Blutbild
HK	17-180	leicht bis schwer	transiente Knochenmarkaplasie	variabel; bei schweren Fällen empfohlen	Makrozytose
GPI	4-60	leicht bis schwer	einige Patienten mit neuromuskulärer Störung	empfohlen; unterschiedliches Ansprechen	Makrozytose
PFK	8-62	leicht bis mittelschwer	± Myopathie[4]; Hyperurikämie; Arthritis	nicht empfohlen	basophile Tüpfelung
Ald	5-16	leicht bis mittelschwer	Myopathie; ± mentale Retardierung	nicht beschrieben	unspezifisch
TPI	5-20	mittelschwer	immer neuromuskuläre Störung; häufige Infekte; Tod meist vor dem 6. Lebensjahr	nicht empfohlen[2]	einige Targetzellen und Xerozyten
PGK	0,7-15[3]	mittelschwer	± Krämpfe, mentale Retardierung, Rhabdomyolyse	variabel; meist Besserung	unspezifisch
PK	50->100	leicht bis schwer	nicht beschrieben	empfohlen; unterschiedliches Ansprechen	Makrozytose; Xerozyten und Echinozyten[5]
P5'N	5-15	mittelschwer; meist keine Transfusionen	keine Retardierung	teilweise Besserung	basophile Tüpfelung
AK	10-44	mittelschwer bis schwer	psychomotorische Retardierung?	nicht beschrieben	unspezifisch
ADA-Hyperaktivität	45- bis 85-fach ↑	leicht	keine	unnötig	unspezifisch

Tab. 1.5: Hämolytische Anämie, neuromuskuläre und seltene Symptome sowie Nutzen der Splenektomie bei Erythrozyten-Enzymdefekten. **HK**: Hexokinase; **GPI**: Glukosephosphat-Isomerase; **PFK**: Phosphofruktokinase; **Ald**: Aldolase; **TPI**: Triosephosphat-Isomerase; **PGK**: Phosphoglyzeratkinase; **PK**: Pyruvatkinase; **P5'N**: Pyrimidin-5'-Nucleotidase; **AK**: Adenylatkinase; **ADA**: Adenosin-Desaminase.

[1] Verglichen mit normaler Aktivität; im Vergleich zu einer retikulozytenreichen Kontrolle ist die Restaktivität viel geringer.

[2] erhöhte Gefahr schwerer Infektionen; keine signifikante Besserung der Hämolyse

[3] gemessen als Rückwärtsreaktion

[4] Glykogen-Speicherkrankheit VII (Tarui); die muskulären Symptome umfassen hauptsächlich eine Myopathie und schwere Muskelkrämpfe; die Erkrankung kann bereits im Säuglingsalter zum Tod führen.

[5] schwere Defekte zeigen im Blutbild Sphärozyten, Elliptozyten und Fragmentozyten (Schistozyten) ähnlich der hereditären Sphärozytose.

• Amidopyrin	• Probenecid
• Antazolin	• Procainamidhydrochlorid
• Antipyrin	• Proguanil
• Chinidin	• Pyrimethamin
• Chinin	• Streptomycin
• Chloroquin	• Sulfadiazin
• Colchicin	• Sulfaguanidin
• Diphenhydramin	• Sulfamerazin
• Isoniazid	• Sulfamethoxypyridazin
• L-Dopa	• Sulfisoxazol
• Menadiolnatriumbisulfit	• Trihexyphenidyl
• p-Aminobenzoesäure	• Tripelennamin
• Paracetamol	• Vitamin-K-Analoga[1]
• Phenytoin	

Tab. 1.7: Übersicht: Medikamente, die in normaler therapeutischer Dosierung bei Glukose-6-phosphatdehydrogenase-Mangel gegeben werden können (mit Ausnahme des Glucose-6-phosphatdehydrogenase-Mangels mit chronischer, nicht-sphärozytärer hämolytischer Anämie).

[1] Phytomenadion (Konakion®) kann zur Vitamin-K-Prophylaxe bei Neugeborenen gegeben werden.

Für Sulfadoxin (Fansidar®) ist keine hämolysierende Wirkung bekannt.

1.5.6. Kongenitale dyserythropoetische Anämien (CDA)

☞ Übersichten [30, 31, 38]

Diese Anämien sind mehr durch eine gestörte Kernreifung als durch eine gesteigerte Hämolyse verursacht.

Definition

Geno- und phänotypisch heterogene Gruppe von seltenen angeborenen Erkrankungen der Erythropoiese mit einer ausgeprägten ineffektiven sowie unvollständigen Erythropoiese und somit charakteristischen morphologischen Veränderungen der Erythroblasten.

Bisher sind vier Typen dieser genetisch bedingten Anämien bekannt (Typ I, II, III, IV).

Ätiopathogenese

Aufgrund der ineffektiven und unvollständigen Erythropoiese sind charakteristische morphologische Veränderungen der Erythroblasten zu finden, die die Unterscheidung der einzelnen Typen erlauben (durch Chromatinbrücken verbundene Erythroblastenkerne, mehrkernige Erythroblasten, Riesenerythroblasten). Die unreifen und dysmorphen Erythrozyten werden in das periphere Blut abgegeben und dort nach kurzer Zeit hämolysiert. Auf die resultierende Anämie werden reaktiv vermehrt kernhaltige Erythrozytenvorstufen aus dem Knochenmark ins periphere Blut entlassen, die dort ebenfalls zugrunde gehen.

Klinik

Die Symptome können bereits kurz nach der Geburt beginnen, spätestens jedoch in der Kindheit. Typisch sind neben der chronischen hämolytischen Anämie (mit intermittierendem Ikterus) Leistungsminderung, Blässe, Dyspnoe und Tachykardie.

CDA II (= HEMPAS)

Die relativ häufigste Form. Sie wird aus als HEMPAS (*Hereditary Erythroblastic Multinuclearity with a Positive Acidified Serum*)-Test bezeichnet. Ihre Vererbung: autosomal rezessiv; der Genlokus liegt auf dem kurzen Arm von Chromosom 20 (20q11.2). Die Diagnostik erfolgt daher mittels Gensequenzierung oder Knochenmarkspunktion und mikroskopischem Nachweis von Zellveränderungen (abnorme Chromatinstruktur, Multinuklearität). Außerdem bestehen häufig Gallensteine und sekundäre Eisenüberlagerungen. Obwohl auch hier einzelne Sphärozyten im Ausstrich nachweisbar sind, zeigt sich auch eine ausgeprägte Poikilozytose. Die Retikulozytenzahl ist hier oft normal, im Verhältnis zur Anämie nicht adäquat erhöht. Der mittlere Hb-Wert variiert zwischen 2 und 15 g/dl; die relative Retikulozytenzahl steigt auch bei niedrigem Hb-Wert nicht über 7 % (*range* 1-7 %) [34].

▶ Diagnose und klinische Befunde

Therapieresistente chronische Anämie mit Hb 90-110 g/l und gesteigerter, ineffizienter Erythropoese. Die Diagnose wird oft erst im Erwachsenenalter durch den Nachweis der gesteigerten Dyserythropoese (>10-50 % der reifen Erythroblasten sind zwei- oder mehrkernig und zeigen Kernpyknosen, Kariorhexis und andere auffällige Teilungsfiguren) im Knochenmarkaspirat) gestellt. Der Säure Hämolyse-Test ebenso wie bei PNH positiv, allerdings nur bei etwa 40 % der Fremdseren und nie mit autologem Serum. In der SDS-Polyacrylamid-Gelelektrophorese der Erythrozytenmembran ist die Wanderungsgeschwindigkeit der Bande 3 beschleunigt und die sonst unscharf begrenzte Bande läuft infolge der veränderten Glykosylierung deutlich schärfer (diagnostische Hilfe!). Kennzeichen der ineffektiven Erythropoese ist eine im Vergleich zur gesteigerten Erythropoese im Knochenmark inadäquate, d.h. zu niedrige Ausschüttung von Retikulozyten und Bildung von Erythrozyten, die zur Anämie führt. Typische Laborveränderungen sind deutlich erhöhte Konzentration an indirektem Bilirubin und erhöhte LDH-Aktivität. Die Retikulozytenzahl ist selten über 5 % erhöht.

- Eisenumsatz, -resorption ↑ ⇒ Eisenüberladung
- Gallensteine, Splenomegalie (80 %)

Selten zusätzliche kongenitale Anomalien:

- Skelettdeformitäten der Hände (Syndaktylien, Fehlen einzelner Phalangen), Minderwuchs
- Hyperpigmentierung der Haut

Pathogenese: Veränderungen der Erythrozytenmembran durch Glykosylierungsdefekt (im Elektronenmikroskop Doppelmembran!).

▶ Therapie

Bei Manifestation des Typ II im frühen Kindesalter kommt es zu einer schweren transfusionsbedürftigen Anämie mit Hepatosplenomegalie. Bei allen schweren Fällen ist die Splenektomie indiziert, die immer zu einem Anstieg des Hämoglobins, allerdings nicht zu einer Normalisierung der erhöhten Eisenresorption führt; bei den Zeichen einer organgefährdenden sekundären Hämochromatose sind Eisen-ausschleusende Maßnahmen mittels Eisenchelatoren indiziert. Eine allogene Stammzelltransplantation sollte wegen der Abstoßungsgefahr (2 Todesfälle, H. Heimpel, persönl. Mitteilung) nicht durchgeführt werden. Jedoch kann bei sehr schweren Verläufen und einem passenden familiären Spender eine Stammzelltransplantation prognostische Vorteile bringen.

CDA I

Die Vererbung verläuft autosomal-rezessiv. Die Anomalien der Erythroblasten sind aber klar unterschiedlich mit Kernbrücken und Chromatinstrukturveränderungen. Die Diagnose kann durch den Nachweis einer Mutation des CDANI-Gens (auf 15q) gesichert werden und entsprechend Typ II ebenso durch eine Knochenmarkpunktion. Eine Splenektomie ist nicht indiziert; in schweren Fällen wird eine Therapie mit Inferferon-alpha empfohlen. In Abhängigkeit von der Eisenüberladung ist parallel eine Eisendepletion erforderlich.

1.6. Zusammenfassung

Die hereditäre Sphärozytose (☞ Kap. 1.2.) und der Pyruvatkinase (PK)-Mangel (☞ Kap. 1.5.4.) sind in Mitteleuropa die häufigsten, genetisch bedingten chronischen hämolytischen Anämien. Patienten mit dem häufigen Glukose-6-Phosphat-Dehydrogenase-Mangel (☞ Kap. 1.5.5.) müssen bestimmte Medikamente und Nahrungsmittel vermeiden (☞ Tab. 1.6 + 1.7), um keine hämolytischen Krisen zu erleiden. Im letzten Jahrzehnt konnten die genetischen Defekte und die Pathogenese der Sphärozytose und des PK-Mangels weitgehend geklärt werden. Bei der HS und beim PK-Mangel ist durch einfache hämatologische Untersuchungen eine Unterteilung in verschiedene Schweregrade der Erkrankung möglich. Dies erlaubt eine prognostische Aussage über den zu erwartenden klinischen Verlauf und eine risikoadaptierte Indikation zur Splenektomie. Für die Diagnostik des PK-Mangels muss die Restaktivität auf die Retikulozyten-Zahl bezogen werden. Darüber hinaus kann der Nachweis der Heterozygotie eines oder beider Elternteile die Diagnose des PK-Mangels sichern (☞ Abb. 1.4). Bei der Sphärozytose hat in den letzten Jahren die nahezu totale Splenektomie (NTS) vergleichbar gute Ergebnisse wie die vollständige Splenektomie gezeigt (☞ Kap. 1.2.6.1.). Vorteil der NTS ist der Erhalt der immunologischen Milzfunktion, sodass nach der neuen Leitlinie (Sphärozytose im Kindes- und Jugendalter) die NTS bevorzugt durchgeführt werden sollte.

1.7. Literatur

1. Eber SW, Lux SE. Hereditary spherocytosis-defects in proteins that connect the membrane skeleton to the lipid bilayer. In: Narla M (ed) Hereditary spherocytosis and related disorders. Semin Hematol 2004;41:118-141.

2. Dötsch J, Ensenauer R, Knuf M, Kretz FJ, Rodens K, Zepp F. Pädiatrie up2date 18. Jahrgang (2023).

3. Xiu A and Narla. N Disorders of red cell membrane. Br J Haematol 2008;141:367-375.

4. Theodosia AK. Diagnosis and clinical management of red cell membrane disorders. Hematology Am Soc Hematol Educ Program 2021;(1):331-340.

5. Yawata Y Cell Membrane: the red cell as a model. Wiley VCH Weinheim; 2003.

6. Bolton-Maggs PH. The diagnosis and management of hereditary spherocytosis. Baillieres Best Pract Res Clin Haematol 2000;13:327-342.

7. Eber SW, Pekrun A, Neufeldt A, Schröter W. Prevalence of increased osmotic fragility of erythrocytes in German blood donors: a screening using a modified glycerol lysis test. Ann Hematol 1992;64:88-92.

8. Adam AS, Cotton F, Cantinieaux B, Benyaich S, Gulbis B. Screening for hereditary spherocytosis in daily practice: what is the best algorithm using erythrocyte and reticulocyte parameters? Annals of Hematology 2022; 101:1485-1491.

9. Eber SW, Gonzalez JM, Lux ML, Scarpa AL, Tse WT, Dornwell M, Herbers J, Kugler W, Özcan R, Pekrun A, Gallagher PG, Schröter W, Forget BG, Lux SE. Ankyrin-1 mutations are a major cause of dominant and recessive hereditary spherocytosis. Nature Genet 1996;13:214-218.

10. Eber SW, Armbrust R, Schröter W. Variable clinical severity of hereditary spherocytosis: relation to erythrocytic spectrin concentration, osmotic fragility and autohemolysis. J Pediatr 1990;177:409-416.

11. Eber SW, Cario H, Dickerhoff R, Heimpel H, Janssen G, Janka-Schaub G, Kohne E, Kulozik AE, Lakomek M, Niemeyer C, Stöhr G (2006). Hereditäre Sphärozytose. Leitlinien zur Diagnostik und Therapie in der pädiatrischen Onkologie und Hämatologie. Arbeitsgemeinschaft Wissenschaftl. Med. Fachgesellschaften - Online: https://register.awmf.org/de/start

12. King MJ, Smythe JS, Mushens R. Eosin-5-maleimide binding to band 3 and Rh-related proteins forms the basis of a screening test for hereditary spherocytosis. Br J Haematol 2004;124:106-13.

13. Stewart GW, Amess JA, Eber SW et al. Thromboembolic disease after splenectomy for hereditary stomatocytosis. Br J Haematol 1996;93:303-310.

14. Eber SW, Langendorfer CM, Ditzig M et al. Frequency of very late fatal sepsis after splenectomy for hereditary spherocytosis: impact of insufficient antibody response to pneumococcal infection. Ann Hematol 1999;78:524-528.

15. Schilling RF. Spherocytosis, splenectomy, strokes, and heat attacks. Lancet 1997;350:1677-1678.

16. Stöhr GA, Stauffer U, Eber SW. Near total splenectomy- a new technique for the management of hereditary spherocytosis. Ann Surg. 2005;241(1):40-47.

17. Stoehr GA, Sobh JN, Luecken J, Heidemann K, Mittler U, Hilgers R, Eber SW. Near-total splenectomy for hereditary spherocytosis: clinical prospects in relation to disease severity. Br J Haematol. 2006;132(6):791-3.

18. Pincez T, Guitton C, Gauthier F, de Lambert G, Picard V, Fénéant-Thibault M, Turhan A, Mohandas N, Tchernia G, Garcon L. Long-term follow-up of subtotal splenectomy for hereditary spherocytosis: a single-center study, Blood. 2016 Mar 24;127(12):161-1618

19. Stoehr GA, Luecken J, Zielen S, Eber SW, Borrow R, Rose MA. Mode of splenectomy and immunogenicity of meningococcal vaccination in patients with hereditary spherocytosis. Br J Surg. 2008;95:466-71.

20. Tripodi SI, Shamberger RC, Heeney MM, Tubman VN. Clinical and laboratory outcomes following total or partial splenectomy in patients with hereditary spherocytosis. Pediatr Hematol Oncol 2019; 36(6):382-389.

21. Salvadori MI, Price VE and Canadian Paediatric Society, Infectious Diseases and Immunization Committee. Preventing and treating infections in children with asplenia or hyposplenia. Paediatr Child Health 2014; 19(5):271-274.

22. Davies JM, Lewis MPN, Wimperis J, Rafi I, Ladhani S, Bolton-Maggs PHB, British Committee for Standards in Haematology. Review of guidelines for the prevention and treatment of infection in patients with an absent or dysfunctional spleen: prepared on behalf of the British Committee for Standards in Haematology by a working party of the Haemato-Oncology task force. Br J Haematol 2011;155(3):308-17.

23. Engelhardt M, Haas PS, Theilacker C, Eber SW, Schmugge M, Kern WV, Heimpel H, Prävention von Infektionen und Thrombosen nach Splenektomie oder bei Funktionsverlust der Milz. Dtsch Med Wochenschr 2009;134(17):897-902.

24. Nardo-Marino A, Braunstein TH, Petersen J, Brewin JN, Mottelson MN, Williams TN, Kurtzhals JAL, Rees DC, Glenthøj A. Automating pitted red blood cell counts using deep neural network analysis: A new method for measuring splenic function in sickle cell anaemia. Front Physiol 2022;13:859906.

25. Gallagher PG. Hereditary elliptocytosis: spectrin and protein 4.1R. Semin Hematol 2004;41(2):142-64.

26. Iolascon A, Andolfo I, Russo R. Advances in understanding the pathogenesis of red cell membrane disorders. Br J Haematol 2019;187(1):13-24.

27. Eber SW. Disorders of erythrocyte glycolysis and nucleotide metabolism. In: Handin RI, Lux SE, Stossel TP (Hrsg.) Blood: Principles and Practice of Hematology (2nd ed) 2003:1887-1920.

28. Luzzatto L, Ally M, Notaro R. Glucose-6-phosphate dehydrogenase deficiency. Blood 2020;136(11):1225-1240.

29. Luzzatto L, Metha A, Vulliamy T. Glucose 6-phosphate dehydrogenase deficiency. Scriver CR, Beaudet AL, Sly WS, et al. The metabolic and molecular bases of inherited disease 2001;84517-53.

30. Heimpel H. Congenital dyserythropoietic anemias: epidemiology, clinical significance, and progress in understanding their pathogenesis. Ann Hematol 2004; 83(10):613-21.

31. Wickramasinghe SH, Wood WG. Advances in the understanding of the congenital dyserythropoietic anaemias. Brit J Haematol 2005; 131:431-446.

32. Génevaux F et al. Kongentitale hämolytische Anämien. Dtsch Med Wochenschr 2022;147:1-11.

33. Al-Samkari H, Galactéros F, Glenthøj A, Rothman JA, Andres O, Grace RF, Morado-Arias M, Layton DM, Onodera K, Verhovsek M, Barcellini W, Chonat S et al. Mitapivat versus placebo for pyruvate kinase deficiency. N Engl J Med 2022;386:1432-1442.

34. Alter BP, Andrea AD. Inherited bone marrow failure syndroms. In: Blood: Principles and practice of hematology. Handin RI, Lux SE, Stossel TP (eds. Lippincott Williams and Wilkins), 2nd edition, S. 249

35. Grace RF. Management of pyruvate kinase deficiency in children and adults. Blood 2020;136(11):1241-1249.

36. Mohandas N. Inherited hemolytic anemia: a possessive beginner's guide. In: Hematology Am Soc Hematol Educ Program 2018 Nov 30; 2018(1): 377-381.

37. Gallagher PG. Red cell membrane disorders. Hematology Am Soc Hematol Educ Program 2005:13-8.

38. Iolascon A, Andolfo I, Russo R. Congenital dyserythropoietic anemias. Blood 2010;136(11):1274-1283.

Paroxysmale nächtliche Hämoglobinurie (PNH)

2. Paroxysmale nächtliche Hämoglobinurie (PNH)

Die PNH ist eine seltene, erworbene, korpuskuläre hämolytische Anämie mit einer geschätzten Prävalenz von 15 bis 20 pro Million Einwohner in Mitteleuropa [1, 2]. Aufgrund ihrer oft variablen und unspezifischen Symptomatik bleibt sie oft für längere Zeit unerkannt bzw. nicht diagnostiziert. Vor allem aufgrund der manifesten Thrombophilie mit Manifestationen oft an atypischer Stelle ist die unbehandelte PNH mit einer deutlich gesteigerten Mortalität verbunden [1, 2].

Durch die Entwicklung neuer therapeutischer Möglichkeiten sowie der Etablierung spezialisierter Behandlungszentren und deren Vernetzung im Sinne eines Internationalen Registers aber auch durch die eindrucksvolle Aktivität im Bereich der Patienten-Selbsthilfegruppen wie der Aplastische Anämie und PNH e.V sowie der Stiftung lichterzellen konnte eine deutliche Steigerung der allgemeinen Aufmerksamkeit gegenüber der Erkrankung und eine gezieltere Behandlung der Betroffenen erreicht werden.

2.1. Pathophysiologie

2.1.1. Der PNH-Defekt

Als spezifischer PNH-Defekt liegt eine erworbene Mutation im *PIG-A*-Gen auf dem X-Chromosom auf der Ebene der pluripotenten hämatopoetischer Stammzellen zugrunde. Die Nachkommen der mutierten Stammzellen breiten sich während der Krankheitsentwicklung aus und nehmen einen mehr oder weniger großen Anteil des gesamten blutbildenden Systems ein. Das Genprodukt des *PIG-A*-Gens, die N-Acetylglukosaminyl-Transferase, ist verantwortlich für die Biosynthese des GPI-Ankerproteins. Der GPI-Anker ist notwendig für die Verankerung der verschiedensten Oberflächenproteine in die Zellmembran. Je nach Art der Mutation sind die GPI-Anker teilweise oder vollständig defekt. Die fehlende Expression der GPI-verankerten Proteine führt in den betroffenen Zellreihen zu einer Funktionseinschränkung, die für die unterschiedlichen Symptome der PNH verantwortlich ist [3, 4].

2.1.2. Klonale Expansion der GPI-defizienten Zellen Im Knochenmark der Patienten

Das *PIG-A*-Gen ist auf den Zellen des Knochenmarks ist monoallelisch exprimiert, bei Männern existiert nur ein X-Chromosom und bei Frauen ist jeweils eines der beiden X-Chromosome deaktiviert. Somit bedarf es auch nur einer einzelnen Mutation, um die Biosynthese des GPI-Ankermoleküls in den Zellen des Knochenmarks auszuschalten. Diese GPI-defizienten Zellen lassen sich bei hochsensitiver Durchflusszytometrie bei nahezu jedem Gesunden nachweisen. Mutationsanalysen im *PIG-A*-Gen zeigen, dass diese GPI-defizienten Zellen bei Gesunden polyklonal sind. Durch den intrinsischen Wachstumsnachteil dieser Zellen kommt es im gesunden Knochenmark nicht zu einer Expansion dieser Zellen. Durch den immunologischen Druck im Kontext einer aplastischen Anämie geht die Wissenschaft von einer klonalen Selektion im Sinne eines *Immune-Escape*-Mechanismus aus [5]. Dafür spricht, dass bei Patienten mit aplastischer Anämie die GPI-defizienten Zellen bei einer geringen Expansion bis zu 20 bis 30 % auch zumeist polyklonal sind [6]. Weitere Mutationen in myeloischen Genen wie bei Patienten mit Myelodysplastischer Neoplasie oder AML führen individuell bei den Patienten zu einer weiteren Expansion eines einzelnen Klons [7]. Diese klonale Hierarchie konnte in verschiedenen Studien gezeigt werden. Interessanterweise gibt es neben den Mutationen in myeloischen Genen auch solche in HLA-Molekülen, die zu einem selektiven *Immune-Escape*-Mechanismus führen. So wurde mittlerweile bei einem PNH-Patienten eine solche Mutation ohne weitere *Driver*-Mutationen beschrieben, wodurch sich diese individuelle klonale Expansion erklärt [8]. Andererseits sind auch in Einzelfällen zytogenetische Aberrationen in ausschließlich GPI-defizienten Zellen identifiziert worden, die allein die klonale Expansion eines einzelnen Klons vergleichbar mit der Aktivierung mesenchymaler Zellen bei benignen Tumoren erklären können [9]. Somit ist das Auftreten von zusätzlichen Mutationen in myeloischen Genen sowie die Immunselektion als ein Zusammenspiel verschiedener Mechanismen zu verstehen, die zur individuell ausgerichteten klonalen Expansion bei dem einzelnen Patienten führt. Hier sei auch einmal betont, dass eine klinische Transformation in Richtung MDS oder AML bei Patienten mit PNH ein sehr seltenes Ereignis ist [5].

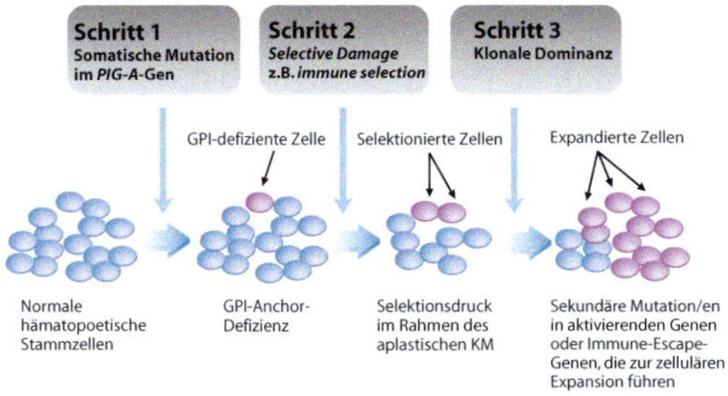

Abb. 2.1: Modell für die klonale Expansion des GPI-defizienten Klons bei der PNH (modifiziert nach Kinoshita, Inoue 2003 [9]).

2.2. Klinische Symptomatik und Diagnose

Die Säulen der klinischen Symptomatik bei der PNH sind:

- intravasale Hämolyse
- thrombembolische Ereignisse vorwiegend venös an typischer und v.a. atypischer Position
- variable Zytopenie als Ausdruck des begleitenden Knochenmarkversagens

Die Ausprägung und Kombination der einzelnen teils unspezifischen Symptome ist sehr variabel (☞ Tab. 2.1). Auch der zeitliche Verlauf kann sehr unterschiedlich sein, teils mit einer chronischen Symptomatik, teils mit schubartigen Exazerbationen. Die namensgebende Hämoglobinurie (☞ Abb. 2.2) tritt nur bei etwa einem Viertel der Patienten auf [1, 2].

Symptome	Häufigkeit %
Thrombose	39 %
Dyspnoe	66 %
Pulmonale Hypertonie	47 %
Chronische Niereninsuffizienz	64 %
Abdominale Schmerzen	57 %
Anämie	bis zu 100 %
Fatigue, eingeschränkte Lebensqualität	96 %
Hämoglobinurie	26 %
Dysphagie	41 %
Erektile Dysfunktion	47 %

Tab. 2.1: Klinische Symptome bei Diagnosestellung der PNH. Modifiziert nach Parker et al. [10].

Die Coombs-negative Hämolyse ist ein Leitsymptom der PNH. Die Ursache hierfür ist eine defekte Bindung der komplementregulierenden Membranfaktoren CD 55 (DAF; *Decay Accelerating Factor*) und CD 59 (MIRL; *Membrane Inhibitor of Reactive Haemolysis*) durch den fehlenden GPI-Anker auf den Erythrozyten. Diese schützen physiologischerweise die Erythrozyten vor aktivierten autologen Komplementkomponenten und damit der komplementvermittelten Zelllyse. Der Umfang der Hämolyse ist abhängig von der Größe des PNH-Klones und damit von der Menge betroffener Zellen. Unbehandelt verläuft die Hämolyse in der Regel chronisch mit Episoden von hämolytischen Krisen oder Paroxysmen mit dem typischen bierbraunen Morgenurin (☞ Abb. 2.2). Diese Krisen können durch Infektionen, Kontrastmittel, Operationen oder aber auch durch starke körperliche Belastung ausgelöst werden [11, 12].

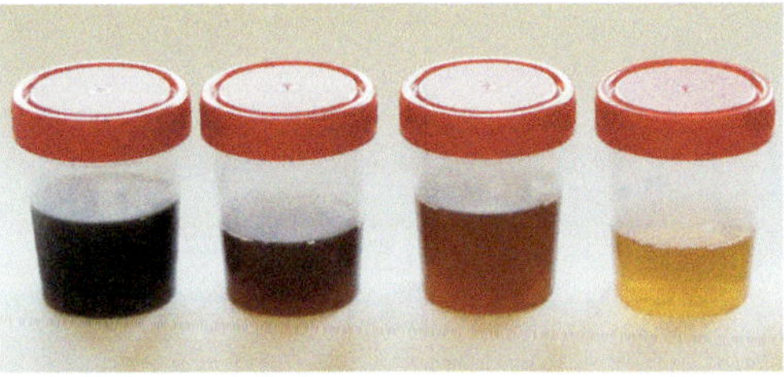

Abb. 2.2: Die Hämoglobinurie als namensgebende Symptomatik bei der PNH: Hier dargestellt ist der typische dunkle Morgenurin eines PNH-Patienten, der zur Namensgebung der Erkrankung führte. Es liegt hier aber eine chronische Hämolyse vor, und die morgendliche Dunkelfärbung ergibt sich durch die Konzentrierung des Morgenurins. Wie dargestellt verschwindet die Dunkelfärbung im Laufe des Tages zumeist durch Verdünnung des Urins.

Venöse Thrombosen, insbesondere intraabdominell (Milzvenen-, Pfortader-, Lebervenenthrombosen, Budd-Chiari-Syndrom) oder zerebral, stellen eine weitere schwere Symptomatik der PNH dar.

Etwa die Hälfte aller PNH-Patienten entwickelt im Verlauf der unbehandelten Erkrankung eine Thrombose, und ca. ein Drittel stirbt als Folge davon [1, 2]. Die genaue Ursache der Thromboseneigung konnte noch nicht vollständig geklärt werden. Man nimmt an, dass GPI-defiziente Thrombozyten leichter durch Komplement aktiviert werden können als normale Thrombozyten. Dies führt zu einer höheren Prothrombinaseaktivität und somit zur Thrombusbildung. Als alternativer Mechanismus wird auch eine direkte Aktivierung der Gerinnungskaskade durch die intravaskuläre Hämolyse diskutiert. Neben der daraus resultierenden Endotheldysfunktion sind es potentielle multiple Alterationen an verschiedenen Gerinnungsfaktoren [13], welche das Gleichgewicht zwischen pro- und antikoagulatorischen Faktoren verschiebt. Eine PNH sollte deshalb insbesondere bei Patienten mit Thrombosen in ungewöhnlichen Lokalisationen und jungem Alter ausgeschlossen werden. Aufgrund der deutlich gesteigerten Thrombophilie vor allem an atypischer Stelle kommt es bei unbehandelter Erkrankung zu einer signifikant gesteigerten Mortalität bei den betroffenen Patienten.

2.2.1. Stickoxidverbrauch und seine Folgen bei der intravasalen Hämolyse

Ein zentraler Pathomechanismus bei der PNH ist die intravasale Hämoglobinfreisetzung. Sobald die Bindungskapazität des Haptoglobins überschritten ist, liegt Hämoglobin als freies Molekül vor. Es wird dann verstoffwechselt zu Methämoglobin, wodurch es zu einem Verbrauch an Stickoxiden (NO) kommt. Andererseits bedingt die Freisetzung von Arginase aus den lysierten Erythrozyten die Depletion von Arginin, welches als Edukt für die Synthese von Stickoxiden fungiert [14]. Das Resultat ist die nahezu komplette Depletion an NO, welche verantwortlich ist für den Spasmus der glatten Muskelzellen und dem daraus resultierenden Vasospasmus. Ebenso erklären sich darüber auch die Endotheldysfunktion sowie die Thrombopathie. Der Hintergrund der abnormen Thrombophilie bei den Patienten mit PNH ist vielfältig, so gibt es neben dem NO-Verbrauch auch weitere zahlreiche Interferenzen zwischen den freigesetzten Komplement-Produkten und den regulatorischen Proteinen der Gerinnungskaskade [13].

Viele PNH-Patienten zeigen initial eine Zytopenie, die von einer isolierten subklinischen Verringerung einer Zelllinie bis hin zu einer schweren aplastischen Anämie reichen kann [1]. Auch entwickeln Patienten mit einer aplastischen Anämie häufig sekundär eine PNH [10].

2.2.2. Diagnostik

Die Erstellung der Diagnose bei der PNH ist oft schwierig, da die initiale Symptomatik vielgestaltig ist und auch die Hämoglobinurie initial oft nicht vorhanden ist. Die klinischen Symptome bei Diagnosestellung sind in Tab. 2.1 aufgeführt. Man nimmt an, dass einige Symptome der PNH, wie z.B. Dysphagie, abdominelle Schmerzen, Rückenschmerzen, aber auch Kopfschmerzen und erektile Dysfunktion, durch eine inadäquate Steigerung des glattmuskulären Tonus aufgrund der Depletion von NO im Rahmen des metabolischen Abbaus von freiem Hämoglobin einerseits und der verminderten Produktion von NO durch die freigesetzte Arginase hervorgerufen werden. Typischerweise treten diese Beschwerden insbesondere während hämolytischer Krisen der PNH auf [14]. Besonders hervorzuheben ist, dass die *Fatigue*-Beschwerden der PNH-Patienten nicht eindeutig dem Anämiegrad korrelierend sind, sondern zum Teil aus den metabolischen und womöglich auch inflammatorischen Folgen der intravasalen Hämoglobinfreisetzung resultieren.

Die Durchflusszytometrie hat sich als Methode der Wahl für die Diagnose der PNH etabliert [15]. Hierdurch lassen sich die fehlenden GPI-verankerten Oberflächenproteine auf sämtlichen hämatopoetischen Linien nachweisen. Man unterscheidet Zellen, denen Oberflächenproteine vollständig fehlen (Typ-III-Zellen) von Zellen mit nur teilweisem Verlust (Typ-II-Zellen). Zellen mit normaler Expression der untersuchten Oberflächenproteine werden als Typ-I-Zellen bezeichnet. Zum Erfassen des GPI-defizienten Klons wird auf Neutrophilen und Monozyten die Kombination aus einem Antikörper gegen ein GPI-verankertes Antigen zusammen mit FLAIR, welches das GPI-Ankermolekül selbst bindet, eingesetzt [16]. Der Anteil des PNH-Klons an der Hämatopoese kann am besten anhand des Anteils der GPI-defizienten Granulozyten abgeschätzt werden, da dieser durch Hämolyse oder Transfusionen nicht beeinflusst wird. Andere diagnostische Testverfahren, die die vermehrte Empfindlichkeit der PNH-Erythrozyten gegenüber komplementvermittelter Hämolyse (Zuckerwasser-Test, Säurehämolyse-Test (Ham-Test)) nachweisen, werden heute nicht mehr angewendet [10]. Die grundlegenden Empfehlungen zur Diagnostik der PNH sind in Tab. 2.2 aufgeführt.

Blut- und Laborparameter
• Blut- und Differenzialblutbild, Retikulozyten • LDH, indirektes Bilirubin, Haptoglobin
Durchflusszytometrische Analyse zur GPI-Expression
• Mindestens zwei Zellreihen (z.B. Granulozyten und Erythrozyten)
Knochenmarkdiagnostik
• Zytologie • Histologie • Zytogenetik

Tab. 2.2: Empfehlung zur Diagnostik der PNH. Modifiziert nach Parker et al. [10].

Die Durchflusszytometrie ermöglicht es, die Größe des PNH-Klons im Verlauf zu untersuchen. Die Untersuchungsfrequenz richtet sich hierbei nach unterschiedlichen Faktoren. Bei neudiagnostizierten PNH-Patienten mit einem großen PNH-Klon (>90 %) wird empfohlen, die Klongröße zunächst nach 6 Monaten und danach jährlich zu kontrollieren. Patienten mit einer aplastischer Anämie mit keinem oder einem sehr kleinen PNH-Klon sollte dagegen zunächst alle 3 Monate für 2 Jahre untersucht werden. Bei einer nur mäßigen Klongröße von ca. 20-80 % sollten ebenso engmaschige Kontrollen durchgeführt werden, um eine schnelle Expansion des PNH-Klons nicht zu übersehen. Grundsätzlich gilt jedoch, dass plötzliche Veränderungen des Blutbildes oder des LDH-Wertes Anlass geben sollten, die PNH-Klongröße zu untersuchen [17].

2.2.3. Klassifikation der PNH

In Abhängigkeit von der klinischen Manifestation und dem Verlauf wird die PNH gemäß der Empfehlung der *International PNH Interest Group* (IPIG) in drei Gruppen eingeteilt [10]:

1. Klassische PNH

Patienten mit intravaskulärer Hämolyse (Retikulozytose, deutliche Erhöhung der LDH, Erniedrigung von Haptoglobin) ohne Anhalt für eine andere Knochenmarkerkrankung.

2. Hämolytische PNH im Zusammenhang mit anderen Knochenmarkerkrankungen (Aplastische Anämie / Refraktäre Anämie / MDS)

Patienten mit Zeichen der Hämolyse und zusätzlich bestehender oder vorausgegangener Knochenmarkerkrankung. Entscheidend ist hier die Knochenmarkdiagnostik einschließlich Zytogenetik zur Diagnosestellung einer aplastischen Anämie, eines myelodysplastischen Syndroms (MDS) oder einer anderen Myelopathie (z.B. Myelofibrose).

3. Subklinische PNH (PNH-sc)

Hier finden sich keine oder nur geringe Hinweise auf Hämolyseaktivität. Durch die sensiblen Nachweismethoden können auch sehr kleine GPI-defiziente Populationen nachgewiesen werden. Diese Form ist insbesondere für den wissenschaftlichen Hintergrund im Hinblick auf die Pathophysiologie der Erkrankung etabliert worden. Diese Konstellation von zumeist polyklonalen PNH-Zellen zu einem verschwindend kleinen Anteil ist nahezu ubiquitär und kann mit ausreichender Sensitivität bei jedem gesunden Probanden nachgewiesen werden. Bei Patienten mit Knochenmarkversagen hat ein solcher subklinischer PNH-Klon in einer Größe bis zu 20 % der Zellen eine positive prognostische Bedeutung hinsichtlich einer Voraussage zu einem Ansprechen auf immunsuppressive Therapie.

2.3. Therapie

Die PNH ist eine Erkrankung aus der klassischen Hämatologie. Sie ist gekennzeichnet durch einen chronischen Verlauf und einer mittleren Überlebenszeit in historischen Untersuchungen von ca. 10 bis 15 Jahren. Zu den prognostischen Faktoren bei Diagnosestellung, die mit einer geringeren Überlebenswahrscheinlichkeit assoziiert sind, gehören

- Auftreten von Thrombosen, insbesondere solche an atypischer Position
- Entwicklung einer Panzytopenie
- Alter über 55 Jahre
- Übergang in ein MDS oder eine akute Leukämie [2].

Im Langzeitverlauf sind in Einzelfällen aber auch spontane klinische Remissionen beschrieben [1]. Dies sollte bei therapeutischen Entscheidungen berücksichtigt werden. Eine Übersicht über die therapeutischen Optionen der PNH ist in Tab. 2.3 dargestellt. Bezüglich weiterer therapeutischer Optionen wird auf Übersichtsarbeiten verwiesen [10].

Kurativ
• Allogene Stammzelltransplantation
Symptomatische Therapie
• Substitution von Erythrozyten-Konzentraten • Erythropoetin bei absolutem oder relativem Mangel • Folsäure- und ggf. Eisensubstitution (unter Kontrolle der Eisenspeicher) • Prävention und ggf. frühzeitige Behandlung von bakteriellen Infektionen • Antikoagulation • Immunsuppressive Behandlung • Komplementinhibition

Tab. 2.3: Therapeutische Optionen der PNH. Modifiziert nach Parker et al. [10].

2.3.1. Supportive Therapie

Im Vordergrund der symptomatischen Behandlung der PNH steht die Transfusion von Leukozyten-depletierten Erythrozyten-Konzentraten. Es ist nicht notwendig, gewaschene Erythrozyten-Konzentrate zu verwenden. Mögliche Bedenken, dass residuelles Spenderplasma der transfundierten Konzentrate eine hämolytische Krise auslösen könnte, konnten nicht bestätigt werden [10].

Eine Gabe von rekombinantem Erythropoetin sollte nur erwogen werden, wenn ein absoluter oder relativer Erythropoetinmangel besteht. Hierunter muss dann eine engmaschige Kontrolle der Hämolyseparameter erfolgen, da durch die gesteigerte Produktion GPI-defizienter Erythrozyten die Gefahr einer hämolytischen Krise besteht.

PNH-Patienten verlieren durch die Hämoglobin- und Hämosiderinurie Eisen und haben deshalb typischerweise niedrige Eisenspeicher. Hier kann auch die Bestimmung des Retikulozyten-Produktions-Index (RPI) hilfreich sein. Ein erniedrigter Wert würde auf eine ineffektive Erythropoese durch einen bestehenden Eisenmangel hinweisen. Entsprechend sollte eine orale Substitution mit Eisen unter Kontrolle der Eisenspeicher (Ferritin, Transferrin-Sättigung) erfolgen. Eine intravenöse Gabe von Eisen sollte vermieden werden, da hierdurch ein hämolytischer Schub ausgelöst werden kann. Bei einer zusätzlich bestehenden hämatopoetischen Insuffizienz kann es hier auch zu einer Eisenüberlagerung kommen. Aufgrund der kompensatorisch erheblich gesteigerten Erythropoese im Knochenmark wird weiterhin die Gabe von Folsäure (5 mg/Tag p.o.) empfohlen.

Exazerbationen der PNH mit hämolytischen Krisen werden häufig in zeitlichem Zusammenhang mit Infektionen beobachtet, da diese zu einer Aktivierung des Komplementsystems führen können. Daher sollten Infektionen frühzeitig und konsequent empirisch antibiotisch therapiert werden [16].

2.3.2. Steroide

Die Therapie mit Steroiden ist sowohl für die chronische Hämolyse als auch für die akute Krise heute nicht mehr empfohlen [10].

2.3.3. Antikoagulation

Nach stattgehabter Thrombose muss eine lebenslange Antikoagulation erfolgen. Im Vergleich zu den üblichen genetisch bedingten Plasmafaktor-Defizienzen wie Faktor-V-Leiden-Mutation, oder Prothrombin-Mutation ist die anderweitig unbehandelte hämolytische PNH mit einem GPI-defizienten Klon von >50 % ein mindestens achtfach höherer Risikofaktor für das Auftreten einer Thrombose an typischer oder atypischer Lokalisation (Leber- oder Hirnvenen). Daher gilt auch die PNH, insbesondere im unbehandelten Status als eine der wenigen Erkrankungen, bei denen eine primäre Antikoagulation eingesetzt werden kann. Die Antikoagulation kann entweder mit Coumarinen, Heparin oder auch direkten oralen Antikoagulantien (DOAKs) erfolgen.

2.3.4. Knochenmarktransplantation und medikamentöse Immunsuppression

Eine immunsuppressive Therapie sollte zur alleinigen Behandlung der Hämolyseaktivität nicht durchgeführt werden. Diese sollte nur im Rahmen von Studienprotokollen zur Therapie etwaiger der PNH zugrunde liegenden Knochenmarkerkrankungen (aplastische Anämie, MDS etc.) erfolgen.

Die allogene Knochenmarktransplantation ist die einzige potentiell kurative Therapie der PNH. Aufgrund unbefriedigender Langzeitüberlebensdaten (ca. 56 %) und einer erheblichen transplantationsassoziierten Morbidität und Mortalität sowohl durch Abstoßungen als auch schwere Infektionen sollte die Indikation eng gestellt werden [10]. Eine mögliche Indikationsstellung ergäbe sich aus einer rezidivierenden, ausgeprägten und lebensbedrohlichen Thromboseneigung, einem schweren aplastischen Verlauf oder einem Übergang in ein MDS. Die Möglichkeiten nicht-myeloablativer Konditionierungsregime sind Gegenstand aktueller Untersuchungen [10].

2.3.5. Komplementinhibition zur Hämolysebehandlung

Vor Einleitung einer Komplement-Inhibition für den einzelnen PNH-Patienten abgewogen werden, ob die Krankheits-bedingte Hämolyse ursächlich für die individuelle Symptomatik verantwortlich ist. Hier stehen vor allem Symptome bedingt durch Knochenmarkversagen den Symptomen durch die intravasale Hämolyse gegenüber. Insbesondere sollte vor Indikationsstellung eines Komplement-Inhibitors die Größe des PNH-Klons bestimmt werden [6]. Insbesondere bei Patienten mit Klongrößen von unter 30 % sollte ein therapeutischer Effekt der Behandlung in Frage gestellt werden.

2.3.6. Inhibitoren der terminalen Komplementkaskade

Die Einführung von Komplementinhibitoren nach der randomisierten klinischen Studie für Eculizumab (TRIUMPH-Studie) als Inhibitor der Komplementkomponente C5 im Jahr 2007 hat die

	Pilot	TRIUMPH	SHEPHERD	Extension
Patienten (n)	11	43	97	195
Vor Beginn der Behandlung				
Vaskuläre Ereignisse (n)	5	16	91	124
Patientenjahre (n)	161,7	309,0	718,3	1.683,4
Rate an vaskulären Ereignissen (n pro 100 Patientenjahre)	3,09	5,18	12,67	7,37
Eculizumab-Behandlung				
Vaskuläre Ereignisse (n)	0	0	2	3
Patientenjahre (n)	34,19	21,8	96,88	281,03
Rate an vaskulären Ereignissen (n pro 100 Patientenjahre)	0,00	0,00	2,06	1,07 ($p<0,001$)[1]

Tab. 2.4: Thromboembolie-Ereignisse bei Patienten *unter* Eculizumab-Behandlung im Vergleich zur Thromboembolie-Rate während des gleichen Zeitraums *vor Beginn* der Eculizumab-Behandlung. Die Thromboembolie-Rate ist in Ereignissen pro 100 Patientenjahren angegeben [20].

[1] Vergleich der Ereignisse unter Eculizumab mit denen vor der Behandlung (*signed-rank test*).

Therapiemöglichkeiten bei den PNH-Patienten dramatisch verbessert [19]. Durch die damit verbundene Kontrolle der intravasalen Hämolyse ist die abnorme Thrombophilie sowie große Teile der Hämolyse-bedingten Fatigue beseitigt worden [19, 20]. Dadurch konnte für die Patienten ein Gesamtüberleben erreicht werden, welches sich von dem der Normalbevölkerung nicht mehr unterscheidet [21].

Jedoch enthält die Therapie mit Eculizumab einige Schwächen, die eine Weiterentwicklung der Komplement-blockierenden Medikamente erforderlich werden lässt. Das Medikament muss alle 14 Tage gegeben werden, dabei kommt es bei vielen Patienten zu kleineren oder auch größeren Durchbruchhämolysen. Eine weitere Einschränkung von Eculizumab besteht darin, dass bei Patienten mit einer C5-Variante (pArg885His) keine Bindung des Antikörpers erfolgt und dieser somit wirkungslos bleibt [22]. Die Verbreitung dieser Variante ist jedoch weitgehend auf die Bevölkerung mit einem japanischen genetischen Hintergrund ausgerichtet. Eine Fortentwicklung des Antikörpers ist Ravulizumab, welches sowohl am variablen als auch am Fc-Teil des Antikörpers modifiziert worden ist. Das Bindungsepitop auf dem Antigen durch Ravulizumab unterscheidet sich nicht von Eculizumab. Jedoch wurde der Fc-Teil in seiner Affinität zum neonatalen Fc-Rezeptor deutlich gesteigert, so dass ein Recyclieren des Antikörpers aus den intrazellulären Endosomen verbessert wird. Die Modifikation am variablen Bereich des Antikörpers führt bei angesäuertem pH-Wert zu einer Dissoziation des gebundenen C5, welches dann im Lysosom freigesetzt ist, während der Antikörper recycliert. Damit erhöht sich die Halbwertszeit des Antikörpers signifikant, so dass mit dem 2019 zugelassenen Ravulizumab eine Dosisintervallverlängerung von 8 Wochen erreicht werden kann [23].

Eine Weiterentwicklung dieser Antikörpertechnologie besteht in Crovalimab. Crovalimab bindet C5 an einem anderen Epitop, so dass die pArg885His-Variante des C5 die Wirkungslosigkeit des Antikörpers nicht mehr herbeiführen kann. Die entscheidende Besonderheit bei Crovalimab besteht in der Modifikation des isoelektrischen Punktes des Antikörpers, so dass dieser bei pH 7,4 weiter über eine positive Ladung verfügt und somit erleichtert Eintritt in die Endosomen der negativ geladenen Zellen findet. Die Bindung an den neonatalen Fc-Rezeptor findet erst im angesäuerten Milieu statt, ebenso wie die Dissoziation des gebundenen C5. Dadurch kann die Clearance-Leistung des Antikörpers auch bei geringeren Serumkonzentrationen deutlich gesteigert werden. Das führt dazu, dass Crovalimab in deutlich niedrigeren Dosen effektiv die Depletion von C5 herbeiführt [24]. Aktuell befinden sich mehrere Phase-III-Studien in Auswertung, so dass bald mit einer Neuzulassung des Antikörpers gerechnet werden kann.

Ein weiterer interessanter therapeutischer Ansatz für die Blockade der terminalen Komplementkaskade besteht Ausschalten der mRNA für C5 in den Leberzellen. Cemdisiran ist ein inhibitorisches RNA-Oligonukleotid, welches als Konjugat an N-Acetylgalactosamin gekoppelt ist. Dadurch kommt es zu einer Bindung an den Asialoglycoprotein-Rezeptor auf den Leberzellen mit hoher Affinität, wodurch die Substanz eine Leberzell-spezifische Aktivität erhält. Da neben den Leberzellen auch Endothelzellen C5 in geringer Menge produzieren, ist für die vollständige Suppression von C5 im Plasma der Patienten die Kombination mit einem monoklonalen Antikörper (Pozelimab) in geringer Dosis erforderlich. Die Funktion der Hämolysekontrolle für der Kombination beider subkutan zu applizierenden Substanzen wird aktuell in Phase-III-Studien bei PNH-Patienten getestet (Clinicaltrials.gov; ACCESS 2 Study, Regeneron).

2.3.7. Behandlung einer signifikanten extravasalen Hämolyse

Ein Anteil von bis zu einem Drittel der Patienten mit hämolytischer PNH verbleibt unter terminaler Komplementblockade mit Eculizumab oder Ravulizumab in einer symptomatischen Anämie ja ein großer Teil davon auch weiterhin transfusionspflichtig. Hintergrund dieser Entwicklung ist die Deposition von Komplement-C3-Fragmenten auf den GPI-defizienten Erythrozyten. Diese erfahren dadurch eine Opsonisierung durch Komplement-Rezeptor-positive Makrophagen, die vor allem in der Leber angesiedelt sind. Damit verlagert sich die Hämolyse von intra- nach extravasal. Der Nachweis einer solchen extravasalen Hämolyse ist ein positiver Coombs-Test mit Nachweis von C3c und C3d auf den Zellen. Erkennbar wird diese extra-

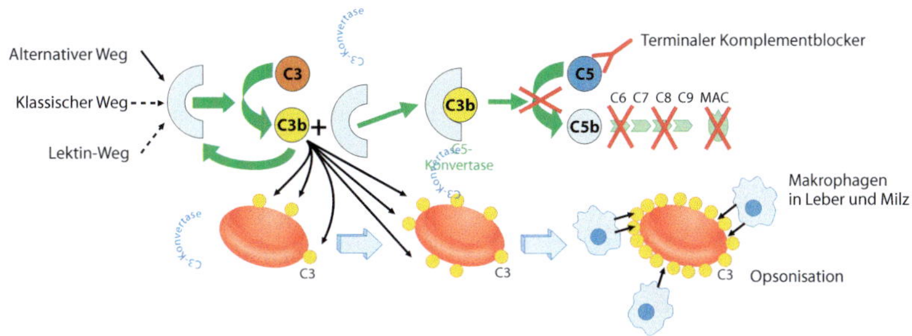

Abb. 2.3: Entstehung der Coombs-Test positiven extravasalen Hämolyse unter der terminalen Komplementblockade bei PNH (modifiziert nach Luzzatto [26]).

vasale Hämolyse an der deutlichen Vermehrung von Retikulozyten, leichtem bis mäßiggradigem Ikterus und keinen weiteren LDH-Anstieg [26]. Begünstigt wird diese extravasale Hämolyse durch genetische Varianten im Komplement-Rezeptor 1 (CR1) sowie solcher im C3-Molekül selbst [27]. Zumeist wird diese Hämolyseaktivität begleitet durch eine ausgeprägte Fatigue, die sich durch die Anämie allein nicht allein erklärt.

Zur Behandlung der extravasalen Hämolyse ergeben sich Ansätze im Bereich der proximalen Komplementkaskade, entweder in der Blockade von C3 selbst oder der Faktoren aus dem C3-Amplifikationsweg, also der Blockade der Komplementfaktoren B und D. Ein dritter Ansatz besteht in der Blockade innerhalb des Lektin-Weges. Die aktuell verfügbaren Substanzen für die Blockade von C3 bzw. seines Amplifikationsweges sind Compstatin-Analoga mit der Grundstruktur eines zyklischen Tridekapeptides, welches ursprünglich mit Hilfe einer Phagen-*Display-Library* entwickelt worden ist [28]. Ihr Wirkmechanismus ist entweder die direkte Inhibition von Komplementfaktor C3 oder der Faktoren seines Amplifikationsweges, die Faktoren B und D.

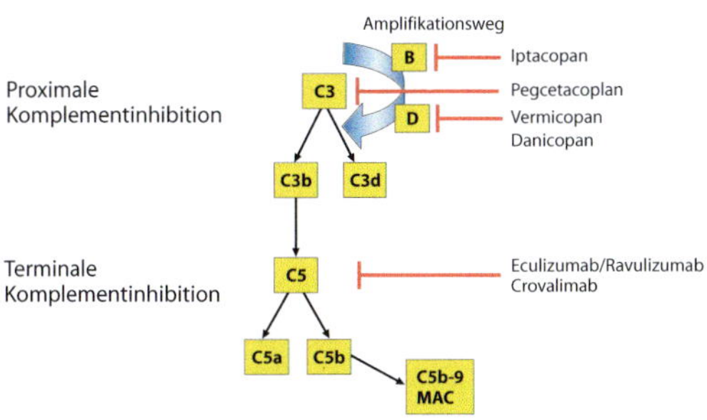

Abb. 2.4: Aktuell verfügbare bzw. in Entwicklung befindliche Komplementinhibitoren.

Die in der klinischen Anwendung am weitesten entwickelte Substanz ist das mittlerweile zugelassene Pegcetacoplan, bei der durch eine Koppelung an PEG seine Plasmahalbwertszeit verlängert werden konnte. Pegcetacoplan ist ein direkter C3-Inhibitor. Es wird über eine spezielle Pumpe zweimal pro Woche subkutan appliziert. In der zulassungsrelevanten PEGASUS-Studie kam es nach einer gemeinsamen *Run-in*-Phase mit Eculiuzumab für vier Wochen im Beobachtungszeitraum von 16 Wochen der Monotherapie als Vergleich zu Eculizumab zu einer nahezu Normalisierung des Hämoglobin-Wertes sowie auch der Lebensqualität gemessen am FACIT-*Fatigue-Score*. Ebenso waren die Hämolyseparameter gemessen an Bilirubin und Retikulozyten rückläufig [29]. Dies sind eindrucksvolle Ergebnisse für die Patienten mit ausgeprägter Anämie und Transfusionspflichtigkeit unter terminaler Komplementblockade. Auch die Ergebnisse hinsichtlich der Lebensqualität für die einzelnen Patienten gemessen anhand FACIT-*Fatigue*- und C30-Score sind unter der proximalen Komplementinhibition mit Pegcetacoplan deutlich besser als unter der C5-Blockade mit Eculizumab. Die langjährige Befürchtung, dass es bei einer proximalen Komplementinhibition zu einer schweren Infektneigung kommt, vergleichbar mit den Patienten mit hereditärer C3-Defizienz [30], scheint sich in der PEGASUS-Studie nicht bestätigt zu haben. Möglicherweise handelt es sich bei dem Pegcetacoplan-Effekt in der verwendeten Dosis nicht um eine vollständige Blockade von C3, die dem hereditären Defizienzzustand gleichkommt, sondern um eine Blockade, die bei den meisten Patienten ausreichend ist, um die Komplement-vermittelte Hämolyse sowohl intra- als auch extravasal zu unterbinden.

Weitere Substanzen befinden sich in klinischer Entwicklung (laufende bzw. bevorstehende Phase-III-Studie). Hier ist Iptacopan als Faktor-B-Inhibitor zu erwähnen. Ebenso sind hier drei Faktor-D-Inhibitoren zu nennen, davon Danicopan, welches in Kombination mit einem C5-Inhibitor als *Add-on* eingesetzt wird sowie Vermicopan, welches sich als Einzelsubstanz in ersten klinischen Studien befindet. Spannend für diese drei Substanzen ist, dass sie oral eingenommen werden können und somit den Patienten unter der Voraussetzung einer guten Adhärenz eine Steigerung der persönlichen Freiheit zukommen lassen, die ihnen eine nahezu normale Gestaltung des Lebens ermöglicht. Die gute Patientenadhärenz ist jedoch eine wesentliche Voraussetzung für die Anwendung der proximalen Inhibitoren, weil sich unter dieser Therapie der Anteil GPI-defizienter Erythrozyten deutlich steigert, wodurch bei kurzer Halbwertzeit, schnell abklingender oder subtherapeutischer Dosierung des Wirkstoffs hämolytische Krisen zu befürchten sind.

Der Anteil der Patienten mit Durchbruchhämolysen in der PEGASUS-Studie lag bei 15 %. Hinzu kommt, dass bei diesen Durchbruchhämolysen für die Patienten die Teilnahme an der PEGASUS-Studie beendet werden musste [29]. Eine zentrale Stellungnahme von Notaro und Luzzatto zu dem Thema stellt diese besondere Problematik der Durchbruchhämolysen bei der proximalen Komplementblockade heraus [31]. Danach ist bei einer inkompletten proximalen Komplementblockade ein Amplifikationseffekt auf die Bildung der Membranangriffskomplexe zu erwarten, der das Ausmaß der intravasalen Durchbruchhämolyse gegenüber den terminalen Komplementinhibitoren deutlich verstärkt. Die klinische Symptomatik kann Hämoglobinurie, Bauchschmerzen, Atemnot sowie die geschilderten PNH-typischen Symptome beinhalten. Kriterien im Labor sind durch einen Abfall des Hämoglobins um mehr als 2 g/dl sowie einer signifikanten LDH-Erhöhung von mindestens mehr als dem Zweifachen des oberen Normwertes gekennzeichnet. Wichtig ist für den betroffenen Patienten die rasche und rechtzeitige ärztliche Vorstellung, um die Durchbruchhämolyse schnell erfassen und behandeln zu können. Ebenso sollte im Falle einer bestehenden Infektion diese unmittelbar und empirisch behandelt werden. Eine Beratung durch ein spezialisiertes Zentrum sollte ebenfalls in Anspruch genommen werden.

Bei anhaltender Erhöhung der LDH von mehr als dem Doppelten des oberen Normwertes (Bestimmung der LDH zweimal pro Woche für mindestens 4 Wochen erforderlich) als Ausdruck einer persistierenden subklinischen Durchbruchhämolyse ist auch ohne bestehende klinische Symptomatik eine unter Pegcetacoplan Dosisanpassung von 1080 mg zweimal pro Woche auf dreimal pro Woche nach Fachinformation Aspavelli vom 19.05.2022 vorgesehen. Nach Zulassung des Medikamentes zeigen die Daten der weiteren Beobachtung dieser Patienten, dass eine klinisch signifikante Durchbruchhämolyse unter Pegcetacoplan ein seltenes Ereignis ist, dieses aber schwerer ausfallen kann. Eine Dosisanpassung des Medikamentes ist zumeist ausreichend, um dieses Problem zu beseitigen. Bei rezidivierenden symptomatischen Durchbruchhämolysen trotz Dosisanpassung und ohne erkennbare Auslöser wie Infektionen sowie zusätzlich anamnestisch vorbestehenden Durchbruchhämolysen bereits unter terminaler Komplement-Inhibition sollte bei der Dauerbehandlung ein Wechsel auf einen terminalen Komplement-Inhibitor erwogen werden.

Eine Lösung eines solchen Problems könnte die Kombination aus proximaler und terminaler Komplementblockade sein. Bei Danicopan wird dieser Ansatz durch die *Add-on*-Therapie auf die C5-Blockade mit Eculizumab bzw. Ravulizumab verfolgt [32]. Dadurch kann der positive Überlebenseffekt (C5-Blockade) mit dem positiven Lebensqualitätseffekt (Danicopan) kombiniert werden. Dieses Konzept wird aktuell im Phase-III-Ansatz untersucht. Sicher ist hier auch der daraus resultierende finanziell toxische Effekt einer solchen Kombination bei der Behandlung eines einzelnen Patienten zu erwähnen, der seitens der Herstellerfirma aber bereits anzupassen angestrebt wird.

Für Iptacopan ist ein Monotherapieansatz durchgeführt worden [33]. Dabei ist ein beeindruckender Effekt auf die Lebensqualität erreicht worden. Durchbruchhämolysen dagegen waren gegenüber der terminalen Komplementblockade nicht erhöht und auch selbst terminierend. Neben dem eindrucksvollen Anstieg des Hämoglobinwertes ist auch ein signifikanter Abfall der erhöhten Retikulozytenwerte sowie auch der C3d-Beladung der GPI-defizienten Erythrozyten unter Iptacopan zu verzeichnen. Weitere klinische Entwicklungen bestehen für Vermicopan als Einzelsubstanz. Eine interessante Substanz für die Blockade der proximalen Komplementkaskade ist OMS 906 als Inhibitor von *Mannan-binding lectin-Associated Serine Protease 3* (MASP3). Dieser Ansatz ist auf dem Boden eines monoklonalen Antikörpers, nicht über Peptide mit niedriger Halbwertszeit wie Compstatin-Analoga entwickelt worden. Erste Untersuchungen in Phase-I-Studien weisen darauf hin, dass unter vollständiger MASP3-Inhibition eine C3-Aktivierung nicht mehr messbar stattfindet. Hinsichtlich der Vollständigkeit der alleinigen C3-Inhibition muss in den klinischen Studien sowie in den weiteren Beobachtungen sichergestellt sein, dass einerseits die Durchbruchhämolyse andererseits auch die Infektneigung durch zu intensive C3-Hemmung kontrolliert bleibt. Beide Situationen können unter der proximalen Komplementblockade lebensbedrohlich ausfallen. Die Durchbruchhämolyse, welche vor allem als intravasale Hämolyse in Erscheinung tritt, kann als hämolytische Krise zu der bei der PNH bekannten und lebensbedrohlichen Thrombophilie führen. Die vollständige C3-Blockade auf der anderen Seite könnte die abnorme Infektneigung begünstigen, die bei den hereditären C3-Defizienzen gefürchtet ist. Dieser Balance müssen alle Substanzen mit proximaler Komplementinhibition in der klinischen Prüfung gestellt werden. Iptacopan scheint eine neu entwickelte Substanz zu sein, die der Studienlage zufolge diesen Anforderungen Genüge leistet. Ein wesentlicher Faktor zum Gelingen dieses Gleichgewichtes wird auch bei Vorsorgemaßnahmen wie Impfung aber auch der Patientenadhärenz liegen.

Bei den oral verabreichten Inhibitoren der Komplementkaskade ist diese Adhärenz an das Therapieprogramm ein wichtiger Baustein zum Erfolg der Therapie. Im Falle des Erreichens der PNH-Klongrößen von bis zu 100 % ist unter der proximalen Komplementblockade auch ein Erreichen der Größe des defizienten Erythrozyten-Klons zu erwarten. Ein Aussetzen der Therapieeinnahme bei Nicht-Adhärenz durch den Patienten kann daher in so einem Fall zu einer massiven hämolytischen Krise führen [31].

Im Hinblick auf die erzielten positiven Effekte vor allem hinsichtlich der nahezu normalisierten Lebensqualität der Patienten durch die Unterbindung der extravasalen Hämolyse durch die proximale Komplementblockade kann mit diesen Substanzen ein erheblicher positiver Effekt erreicht werden, so dass die Weiterentwicklung dieser Substanzen für den individuellen Zuschnitt auf den einzelnen Patienten fortgesetzt werden sollte. Es muss hier angemerkt werden, dass die Parameter zur Erfassung der Lebensqualität aus dem FACIT-*Fatigue*- sowie dem C30-Score für ein separates Patientenkollektiv entwickelt worden sind. Hierbei geht es vor allem um Patienten mit hämatologischen und soliden Neoplasien. Die Bedürfnisse der Patienten mit Erkrankungen aus dem Bereich der klassischen Hämatologie sind in diesen Scores nur eingeschränkt abgebildet. Die Anpassung unter besonderer Berücksichtigung der Voraussetzungen bei PNH und aplastischer Anämie sind in einem darauf angepassten Score nun erarbeitet, so dass dieser in zukünftigen Projekten auch Verwendung finden sollte [34].

2.4. PNH-Register und -Selbsthilfegruppe

Aufgrund der Seltenheit der Erkrankung wurde von der *International PNH Interest Group* (IPIG) eine weltweite Datenbank aufgebaut, die detaillierte therapeutische und epidemiologische Daten der PNH-Patienten erfassen können. Hierdurch sollen neue Informationen über den Verlauf und die Therapie der PNH gewonnen werden (www.pnhregistry.com).

Darüber hinaus finden sich weitere Informationen, insbesondere für betroffene Patienten, auf der Homepage der Deutschen AA/PNH-Selbsthilfegruppe ((aa-pnh.org)), sowie die Stiftung lichterzellen zur Hilfe bei aplastischer Anämie und PNH (https://www.lichterzellen.de).

2.5. Zusammenfassung

Mit ihrer vielschichtigen und wechselnden Symptomatik bleibt die paroxysmale nächtliche Hämoglobinurie ein Chamäleon in der Hämatologie, wodurch sich ihre Erfassung und Diagnose erschwert und teilweise auch verzögert. Bedingt durch neue umfassende molekulare Untersuchungen ergibt sich hinsichtlich der Expansion des GPI-defizienten Klons bei der PNH ein komplexes Bild im Sinne einer klonalen Hierarchie. Unbehandelt führt die PNH zu einer deutlich gesteigerten Mortalität vor allem aufgrund ihrer abnormen Thrombophilie mit Manifestationen an typischer und an atypischer Position. Nach Einführung der Substanzen zur Inhibition der terminalen Komplement-Kaskade konnte die deutlich gesteigerte Mortalität bei der paroxysmalen nächtlichen Hämoglobinurie (PNH) vor allem bedingt durch die abnorme krankheitsbedingte Thrombophilie normalisiert werden. Bei etwa einem Drittel der so behandelten Patienten bleibt eine signifikante Anämie bestehen, die bedingt ist durch einen Shift der Hämolyse von intra- nach extravasal. Für diese Patientengruppe hat die Entwicklung neuer Inhibitoren der proximalen Seite der Komplementkaskade nicht nur zu einem signifikanten Anstieg des Hb-Wertes sondern auch zu einer deutlichen Verbesserung der angegebenen Lebensqualität geführt.

2.6. Literatur

1. Hillmen P, Lewis SM, Bessler M, Luzzatto L, Dacie JV. Natural history of paroxysmal nocturnal hemoglobinuria. N Engl J Med 1995;333:1253-1258.

2. Socie G, Mary JY, de Gramont A et al. Paroxysmal nocturnal haemoglobinuria: long-term follow-up and prognostic factors. French Society of Haematology. Lancet 1996;348:573-577.

3. Luzzatto L, Bessler M. The dual pathogenesis of paroxysmal nocturnal hemoglobinuria. Curr Opin Hematol 1996;3:101-110.

4. Rosse WF. Paroxysmal nocturnal hemoglobinuria as a molecular disease. Medicine (Baltimore). 1997;76:63-93.

5. Luzzatto L, Notaro R. The Escape Model: A versatile mechanism for clonal expansion. Br J Haematol 2019; 184:465-466.

6. Babushok DV. When does a PNH clone have clinical significance? Hematology Am Soc Hematol Educ Program 2021;1:143-152.

7. Shen W, Clemente MJ, Hosono N, Yoshida K, Przychodzen B, Yoshozato T, Shiraishi Y, Miyano S, Ogawa S, Maciejewski JP. Deep sequencing reveals stepwise mutation acquisition in paroxysmal nocturnal hemoglobinuria. J Clin Invest 2014;124:4529-4538.

8. Pagliuca S, Gumari C, Hercus C, Hergalant S, Nadarajah N, Wahida A, Terkawi L, Mori M, Zhou W, Visconte V, Spellman S, Gadalla SM, Zhou C, Zhu P, Haferlach T, Maciejewski JP. Molecular landscape of immune pressure and escape in aplastic anemia. Leukemia 2023; 37:202-211.

9. Kinoshita T, Inoue N. Relationship between aplastic anemia and paroxysmal nocturnal hemoglobinuria. Int J Hematol 2002;75:117-122.

10. Parker C, Omine M, Richards S et al. Diagnosis and management of paroxysmal nocturnal hemoglobinuria. Blood 2005;106:3699-3709.

11. Dacie JV, Lewis SM. Paroxysmal nocturnal haemoglobinuria: clinical manifestations, haematology, and nature of the disease. Ser Haematol 1972;5:3-23.

12. Hillmen P, Richards SJ. Implications of recent insights into the pathophysiology of paroxysmal nocturnal haemoglobinuria. Br J Haematol 2000;108:470-479.

13. Hill A, Kelly RJ,Hillmen P. Thrombosis in paroxysmal nocturnal hemoglobinuria. Blood 121 (25): 4985-4996.

14. Rother RP, Bell L, Hillmen P, Gladwin MT. The clinical sequelae of intravascular hemolysis and extracellular plasma hemoglobin: a novel mechanism of human disease. JAMA 2005;293:1653-1662.

15. Gupta R, Pandey P, Choudhry R et al. A prospective comparison of four techniques for diagnosis of paroxysmal nocturnal hemoglobinuria. Int J Lab Hematol 2007; 29:119-126.

16. Dezern AE, Borowitz MJ. ICCS/ESCCA Consensus Guidelines to detect GPI-deficient cells in Paroxysmal Nocturnal Hemoglobinuria (PNH) and related Disorders Part 1 – Clinical Utility. Clin Cytometry 2018;94:16-22.

17. Schubert J, Bettelheim P, Brümmendorf TH, Höchsmann B, Panse J, Röth A, Schrezenmeier H, Stüssi G. Onkopedia Leitlinie Paroxysmale Hämoglobinurie Stand 2022.

18. Schubert j, Röth A. Update on paroxysmal nocturnal haemoglobinuria: on the long way to understand the principles of the disease. Eur J Hematol 2015;94:464-473.

19. Hillmen P, Young NS, Schubert J et al. The complement inhibitor eculizumab in paroxysmal nocturnal hemoglobinuria. N Engl J Med 2006;355:1233-1243.

20. Hillmen P, Muus P, Dührsen U et al. Effect of the complement inhibitor eculizumab on thromboembolism in patients with paroxysmal nocturnal hemoglobinuria. Blood 2007.

21. Kelly RJ, Hill A, Arnold L, Brooksbank GL, Richards SJ, Cullen M, Mitchell LD, Cohen DR, Gregory WM, Hillmen P. Long-term treatment with eculizumab in paroxysmal nocturnal hemoglobinuria: sustained efficacy and improved survival. Blood 2011;117:6786-6792.

22. Nishimura JI, Yamamoto M, Hayashi S, et al. Genetic variants in C5 and poor response to eculizumab. New Engl J Med 2014;370:632-639.

23. Kulasekararaj AG, Hill A, Rottinghaus ST, et al. Ravulizumab (ALXN1210) vs eculizumab in C5-inhibitor-experienced adult patients with PNH: the 302 study. Blood 2019;133:540-549.

24. Röth A, Nishimura JI, Nagy Z, et al. The complement inhibitor C5 crovalimab in paroxysmal nocturnal hemoglobinuria. Blood 2020;135:912-920.

25. Debaker AJ, Voutila j, Catley M, et al. Delivery of oligonucleotides to the liver with GalNAc: From research to registered therapeutic drug. Mol Ther 2020;28(8): 1759-1771.

26. Luzzatto l, Risitano AM, Notaro R. Paroxysmal nocturnal hemoglobinuria and eculizumab. Haematologica 2010;95:523-526.

27. Baral AJ, McKinley C, Fellows R, et al. common variants in complament proteins, C3 and CR1, enhance complement attack on PNH erythrocytes and increase risk for extravascular haemolysis. Hemasphere 2022; (Suppl):686-687.

28. Sahu A, Morikis D, Lambris JD. Compstatin, a peptide inhibitor of complement, exhibits species-specific binding to complement component C3. Mol Immunol 2003;39(10):557-566.

29. Hillmen P, Szer J, Weitz I, et al. Pegcetacoplan versus Eculizumab in paroxysmal nocturnal hemoglobinuria. New Engl J Med 2021;384:1028-1037.

30. Bitter-Suermann D, Burger R. Part of the Current Topics in Microbiology and Immunology book series (CT MICROBIOLOGY) Vol. 153.

31. Notaro R, Luzzatto L. Breakthrough hemolysis in PNH with proximal or terminal complement inhibition. NEJM 2022;387(2):160-166.

32. Risitano AM, Kulasekararaj AG, Lee JW, et al. Danicopan: an oral complement factor D inhibitor for paroxysmal nocturnal hemoglobinuria. Haematologica 2021; 106:3188-3197.

33. Peffault de Latour R, Roeth A, Kulasekararaj A, et al. Oral Monotherapy with Iptacopan, a Proximal Complement Inhibitor of Factor B, Has Superior Efficacy to Intravenous Terminal Complement Inhibition with Standard of Care Eculizumab or Ravulizumab and Favorable Safety in Patients with Paroxysmal Nocturnal Hemoglobinuria and Residual Anemia: Results from the Randomized, Active-Comparator-Controlled, Open-Label, Multicenter, Phase III Apply-PNH Study. Blood 2022 (suppl 2):171469.

34. Niedeggen C, Singer S, Groth M, et al. Design and development of a disease-specific quality of life tool for patients with aplastic anemia and/or paroxysmal nocturnal haemoglobinuria (QLQ-AA/PNH) - a report on phase II. Ann Hematol 2019;98:1547-1559.

Immunhämolytische Anämien

3. Immunhämolytische Anämien

Für häufig verwendete Abkürzungen ☞ Kap. 5.

Die diagnostische (transfusionsmedizinische) Aufarbeitung immunhämolytischer Anämien (IHA) ist oft (zeit)aufwändig, komplex und erfordert engen Austausch von Klinikern und diagnostischen Laboren. Erfahrungsgemäß stellen sich insbesondere die auto-IHA in vielen Fällen nicht so klar abgrenzbar wie auch in diesem Kapitel dargestellt dar, ein immunologisches Grundverständnis ist zur gezielten Aufarbeitung und differentialdiagnostischen Herangehensweise bei der Mehrzahl der Patienten daher unabdingbar. Zahlreiche neue Therapiemöglichkeiten insbesondere im Bereich maligner lymphoproliferativer Erkrankungen aber auch immuntherapeutisch wirksame Konzepte mit breitflächigem Einsatz (z.B. Checkpointinhibitoren) führen leider zu einer immer größeren Anzahl komplexer, multimorbider und mehrfach rezidivierter Patienten, bei denen zahlreiche Patienten- und Erkrankungsspezifische Besonderheiten zu beachten sind. Dennoch bleiben die IHA-Erkrankungen seltene Erkrankungen, so dass der Einzelne in seinem Berufsleben vielleicht nur wenige Patienten kennengelernt (oder überhaupt als solche erkannt) hat und die therapeutische Evidenz sich oft an retrospektiven Fallsammlungen und nur wenigen prospektiven klinischen Studien orientiert. Oder, um es mit den Worten von S. Berentsen, einem der weltweit führenden Experten auf dem Gebiet der Auto-IHA, zu formulieren: "*The problem of evidence-based therapy in an uncommon disease*" [1]. Der Mangel an Zentren mit klar ausgewiesener Expertise für diese wichtige Untergruppe klassischer Hämatologie [2] erschwert insbesondere im deutschen Raum das Auffinden von Experten(-Zentren), ein enger Austausch zwischen diagnostischen, therapeutischen und supportiven Disziplinen und Strukturen ist bei der Gruppe dieser oft komplexen Patienten aber essentiell!

Seit der letzten Auflage des Buches vor 14 Jahren hat sich im Bereich (auto-) immunhämolytischer Anämien das Verständnis zugrunde liegender Pathomechanismen gewandelt. Ähnlich wie bei der Immunthrombozytopenie (ITP) hat sich der Fokus der Autoimmunreaktion von einer primär durch peripher wirksame Antikörper vermittelten Hämolyse auf zusätzliche Veränderungen im Knochenmark und Autoimmunvorgänge gegen erythrozytäre Vorläufer gerichtet bzw. erweitert [3]. Dyserythropoese, Knochenmarkfibrose und klonale Lymphoproliferation sind rezent erfasste zusätzliche Gründe für inadäquates Therapieansprechen, insbesondere bei älteren Patienten und bei Patienten mit sekundärer Autoimmunhämolytischen Anämie (AIHA) [4, 5].

Zudem konnte 2020 erstmalig ein international gültiges Konsensus Manuskript zu Diagnose, Definition und Therapie der diversen AIHA-Formen bei Erwachsenen veröffentlicht worden [6], vorherige Studien, Publikationen und sonstige Veröffentlichungen haben sich z.T. leider uneinheitlicher Definitionen bedient [7]. Einheitliche, auf randomisierten Studien basierende Leitlinien mit entsprechenden Evidenzleveln existieren weiterhin nicht, einzig in Großbritannien ist bisher eine nationale Leitlinie erschienen [8].

Immunhämolytische Anämien, insbesondere die autoimmunhämolytische Anämie (AIHA) sind selten, mit unklarer Inzidenz bei Erwachsenen, die aber am ehesten bei 1-3/100.000 liegt. IHA-Erkrankungen sind durch eine verkürzte Erythrozyten Lebensdauer und den serologischen Nachweis einer immunvermittelten Destruktion von Erythrozyten definiert. Sie werden durch spezifische komplement- und/oder nicht-komplementaktivierende Antikörper (Ak) verursacht. Diese führen zu intra- und/oder extravasaler Hämolyse. IHA lassen sich grob in autoimmune, alloimmune und medikamentös induzierte IHA unterteilen. In den letzten Jahren sind zudem AIHAs in speziellen klinischen Settings, z.B. nach autologer und allogener Stammzelltransplantation (SZT) [9] oder nach Immuncheckpointinhibitor (ICI)-Therapie hinzu gekommen (ir-AIHA) [10], die das ohnehin bereits komplexe klinische Bild so genannter sekundärer AIHAs zusätzlich erweitern [11]. Hinzugekommen sind in den letzten Jahren zudem zahlreiche neue (immunmodulatorische und zielgerichtete) Therapeutika. Damit entstehen weitere Fälle mit Rezidiven oder refraktären AIHAs, deren Behandlung mit jeder vorherigen Therapie herausfordernder wird. Der klinische Verlauf der IHA ist extrem variabel und hängt u.a. von der Hämolysestärke, -geschwindigkeit und -dauer, den Eigenschaften gebundener Antikörper (Quantität, Spezifität, Temperaturamplitude, Komplementbindungskapazität u.a.), dem Antigen (Dichte, Expression) sowie von assoziierten Grunderkrankungen ab. Alle IHAs können akut, chronisch oder transient auftreten. Zum besseren Verständnis werden die wichtigsten Grundkenntnisse in der Immunhämatologie im Folgenden kurz zusammengefasst.

3.1. Immunhämatologische Grundkenntnisse

Erythrozytäre Antikörper

Nachdem der Begriff der Hämolyse als Synonym für die Zerstörung von Erythrozyten Ende des 19. Jahrhunderts definiert wurde, wurden Anfang des 20. Jahrhunderts erstmalig Serumbestandteile (Autoantikörper) als ursächlich erkannt. Donath und Landsteiner beschrieben 1904 den möglichen Mechanismus einer IHA, in diesem Fall den der Paroxysmale Kältehämoglobinurie (oder AIHA Donath-Landsteiner-Typ) [12]. Man unterscheidet Autoantikörper von Alloantikörpern: Autoantikörper sind gegen die eigenen – meist gegen häufig vorkommenden – Erythrozytenmerkmale (Antigene) gerichtet, reagieren aber auch mit allogenen Erythrozyten [13]. Alloantikörper sind gegen fremde Antigene (Alloantigene) gerichtet und können Alloimmunhämolysen verursachen. Serologisch werden Erythrozyten-Antikörper in komplette und inkomplette Antikörper unterteilt. Komplette Antikörper gehören meist zur IgM-Klasse und führen ohne Hilfsmittel (Antihumanglobulin-/Coombs-Serum) u.a. im Blutausstrich zu sichtbarer Agglutination der Erythrozyten. Inkomplette Antikörper bewirken ohne Hilfsmittel keine sichtbare Erythrozyten-Agglutination.

Je nach optimaler Reaktionstemperatur bei 37°C oder in Kälte (0-4°C) unterscheiden wir erythrozytäre Wärme- oder Kälteantikörper (wAk oder kAk), ein Konzept das von Sir John Dacie eingeführt wurde. AIHAs werden daher zunächst vereinfacht in wAIHA (*warm* AIHA) und cAIHA (*cold* AIHA) unterteilt. In manchen Patienten finden sich allerdings Wärme- und Kälteantikörper, diese AIHA werden als gemischte (“*mixed*”) AIHA bezeichnet (☞ Tab. 3.1).

Wärmeantikörper sind meist polyklonale IgG-Moleküle (<5 % IgA; sehr selten IgM), gegen Rh-Proteine oder Glycophorine A-D gerichtet. Die wAk-Dichte auf den Erythrozyten reicht meist nicht zur Komplementaktivierung; in etwa 20 % zeigt sich aber auch bei wAIHA als Hinweis auf eine teilweise Komplementaktivierung ein positiver DAT gegen C3. Mittels IgG oder C3b opsonierte Erythrozyten werden über die Fc-Rezeptoren [14] für IgG-Moleküle (IgG_3, IgG_1, selten IgG_2) und/oder über den C_3b-Komplementrezeptor (CR_1/CD35) von Makrophagen [15], vor allem in der Milz und – bei starker Beladung mit Antikörpern und/oder C_3b-Fixation – eher in der Leber im Sinne extravasaler Hämolyse (EVH) abgebaut (☞ Abb. 3.1). IgG-Subklasse-4-Antikörper aktivieren kein Komplement und verursachen keine Hämolyse.

Die cAIHA durch (oligo-)klonale IgM-Autoantikörper (meist gegen I/i-Antigene der Erythrozyten gerichtet) führt zu intravasaler Hämolyse (IVH) **und** – nach *in vivo*-Dissoziation der IgM-kAk – zu C3b-vermittelter EVH (☞ Abb. 3.2). Wegen unmittelbarer **Agglutination** von Erythrozyten durch IgM-Kälteautoantikörper werden diese als Kälte**agglutinine** (CA) bezeichnet. CA (Immunkomplexe) vermitteln rasche Komplementaktivierung über C1q (klassischer Weg). Dies kann im Falle starker Komplementaktivierung auf der Zellmembran über aktivierte terminale Komplementkomponenten (C_5b-9- bzw. membranattackierender Komplementkomplex, ☞ Kap. 3.3.) zu IVH führen (“durchlaufende Komplementkaskade”). Die Komplementregulatoren CD55 und CD59 verhindern allerdings eine signifikante Aktivität der terminalen Komplementkaskade.

In der Körperperipherie (Kälte) gebundene CA dissoziieren im Körperzentrum (Wärme) und C3b-opsonierte RBCs werden phagozytiert. Retikuloendotheliale Zellen besitzen keine Rezeptoren für IgM-Fc-Fragmente, aber Rezeptoren für gebundenes C3b und iC3b. Kupffer-Zellen der Leber sind so die primären Effektoren extravasaler IgM-vermittelter Hämolyse [16]. Eine Splenektomie ist bei CA demnach sinnlos, respektive kontraindiziert [6]. Die Leberpassage überlebende RBCs sind C3d-beladen, was im DAT detektiert werden kann (☞ Abb. 3.2).

Hämolytische Anämie	Anämie durch verringerte Erythrozyten-Lebensdauer, bedingt durch RBC-Zerstörung (Hämolyse). Im adäquaten klinischen Kontext wird diese durch ⇧ LDH und ⇩ Haptoglobin nachgewiesen
Intra- oder extravasale Hämolyse	Intravasale Hämolyse findet vorwiegend im Gefäßsystem statt, extravasale Hämolyse durch mononukleäre Phagozytose in Leber und/oder Milz
Autoimmunhämolytische Anämie (AIHA)	Hämolytische Anämie bedingt durch Autoantikörper, die gegen RBC Antigene gerichtet sind
Diagnosekriterien für AIHA	Nachweis von Hämolyse plus positiver DAT, Ausschluss anderer Ursachen
Schwere AIHA	Bei Abfall des Hb-Wertes auf <8 g/dl und Transfusionsintervalle ≤7 Tage, begleitet von schweren Anämiesymptomen und Hb-Instabilität
Primäre vs. sekundäre AIHA	Primär = ohne assoziierte Erkrankung, sekundär = mit assoziierter Erkrankung. Medikamentös induziert IHA entspricht einer Unterform sekundärer AIHA
Wärme-AIHA (wAIHA)	wAIHA wird in Patienten ohne Kälte-assoziierte Symptome diagnostiziert. DAT positiv für IgG, IgA (selten) oder C3d ± IgG. Kein Nachweis klinisch relevanter Kälteantikörper
Kälteagglutininerkrankung (*Cold Agglutinin Disease*, CAD)	Deutlich positiver DAT für C3d (negativ oder allenfalls schwach positiv für IgG) mit Kälteagglutinin (CA) Titer ≥64 bei 4°C. Bei der Mehrzahl der Patienten im pB oder im KM Nachweis einer lymphoproliferativen Erkrankung ohne klinischen oder bildgebenden Befund eines Malignoms
Kälteagglutininsyndrom (*Cold Agglutinin Syndrome*, CAS)	Siehe CAD, aber Nachweis einer assoziierten Infektion, Autoimmunerkrankung, B-Zell-Neoplasie (klinisch oder radiologisch) oder eines sonstigen Malignoms
Paroxysmale Kältehämoglobinurie (PCH)	Nachweis eine positiven Donath-Landsteiner-Tests bei Hämolyse
Gemischte („*mixed*") AIHA	DAT positiv für C3d und IgG sowie Nachweis eines CA mit einer Temperaturamplitude ≥30°C und Hinweise auf Wärme-IgG-Antikörper im indirekten Coombs-Test oder im Eluat
Atypische AIHA oder DAT-negative AIHA*	DAT negativ, IgA-vermittelte und Wärme-IgM-vermittelte AIHA, IgG-AIHA mit geringen IgG-Titern und/oder IgG mit geringer Bindungsaffinität, oft diagnostisch herausfordernd. Erfordert den Ausschluss anderer Ursachen, Hinweise auf AIHA in sensitiveren Testverfahren (Referenzlabor) und das Ansprechen auf Glukokortikoide

Tab. 3.1: Definitionen bei AIHA.
* nicht in der ursprünglichen Tabelle aufgeführt aber im Konsensus-Statement erwähnt [6].
KM = Knochenmark, pB = peripheres Blut.

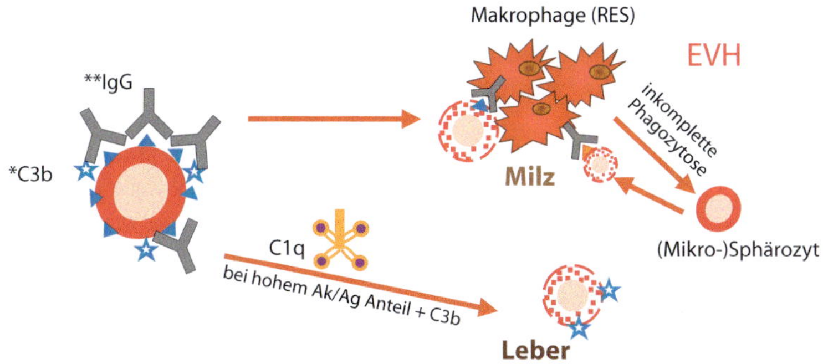

Abb. 3.1: Pathophysiologie der Wärmeagglutinin-induzierten Hämolyse.
*bei starker IgG-Beladung kann es zur Komplementaktivierung über C1q (= Kollektin), mit Bindungsdomänen für Antigen (▲)-gebundenen Antikörper kommen, Aktivierung über den klassischen Weg (CP).
** selten IgA/IgM; I-Antigen häufiges Zielantigen.

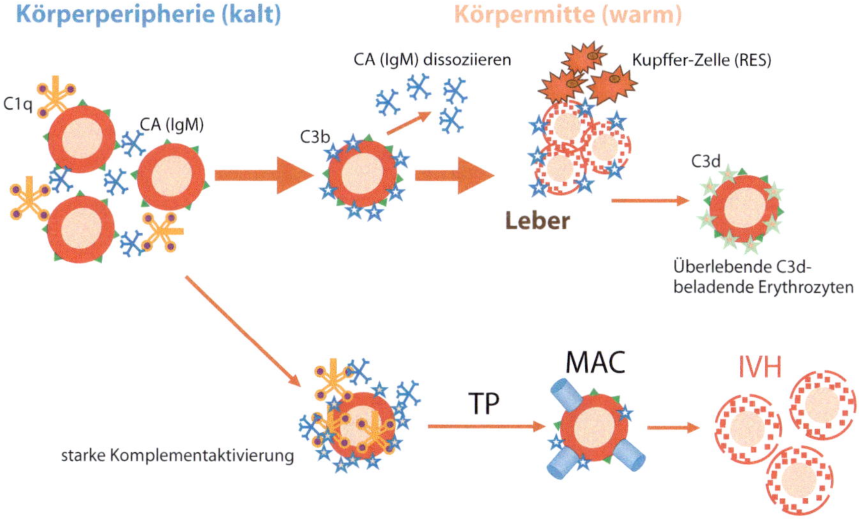

Abb. 3.2: Pathophysiologie der Kälteagglutinin-induzierten Hämolyse.
▲ = I/i-Antigene, MAC = *Membrane Attack Complex*, TP = terminale Komplementphase.
CA sind meist gegen das Kohlenhydratmakromolekül I gerichtet. Der Antigen-Antikörper-Komplex aktiviert den CP, der letztlich in primär extravasaler Hämolyse in der Leber mündet. Bei starker Komplementaktivierung und Überschreiten der komplementinhibitorischen Kapazität kann es zur Aktivierung der terminalen Komplementphase und der Aktivierung des MAC kommen. Durch die kontinuierlichen Komplementaktivierung kommt es serologisch häufig zum Abfall von C3 und C4.

3.1.1. Serologische Diagnostik

Kliniker sollten mit den Grundprinzipien transfusionsmedizinischer serologischen Testmethoden, deren Komplexität, Anforderungen und notwendigen Dauer in Grundzügen vertraut sein:

Der 1945 von Robin Coombs entwickelte direkte Test (DCT oder *Direct Antiglobulin Test*, DAT) und der indirekte Coombs-Test (*Indirect Antiglobulin Test*, IAT) erlauben den Nachweis von Immunglobulinen (Antiglobulin-Test) [17]. Mit dem DAT werden Antikörper und Komplement gebunden auf Erythrozyten und mit dem IAT Antikörper im Serum/Plasma nachgewiesen [18]. Die zwei Fab-Fragmente des Anti-Humanglobulins binden an den Fc-Teil der gebundenen (oder freien) Antikörper. Für den Nachweis einer Antiglobulinreaktion werden etwa 150-500 Antikörpermoleküle/RBC benötigt (normale Erythrozyten sind mit etwa 40 unspezifischen Gammaglobulinen beladen), weshalb die Sensitivität des klassischen DAT teilweise zu niedrig ist. Typischerweise werden drei mögliche antihumane Reagenzien verwendet: monospezifische Seren gegen IgG oder Komplement (C3) oder polyspezifische Seren, die simultan IgG und/oder C3 binden.

Ein positiver DAT (DCT) *per se* erlaubt nicht die Diagnose einer IHA, da bis zu 0,1 % aller gesunden Blutspender und bis zu 8 % (in älteren Studien bis zu 15 %) aller Krankenhauspatienten einen positiven DAT ohne Hinweis auf eine IHA aufweisen [13]. Nach Fremdbluttransfusion kann ein positiver DAT bereits zwei bis drei Tage später auf die Entwicklung von Alloantikörpern hinweisen.

Bei nachgewiesener klinisch relevanter Hämolyse (☞ Tab. 3.1 und Kap. 3.2.3.) entspricht ein positiver DAT unter Verwendung von polyspezifischem Antihumanglobulin (reagiert mit IgG und C3d) mit autologen Erythrozyten dem Nachweis von Autoantikörpern, respektive dem Nachweis von IgG und/oder C3d; das Vorhandensein von (zusätzlichen) Alloantikörpern – insbesondere nach stattgehabter Transfusion – ist allerdings nicht ausgeschlossen! Zur weiteren Differenzierung der RBC-Beladung wird das RBC-Eluat (gebundene Antikörper werden durch Elution "ausgewaschen") und das Serum/Plasma der Patienten (in dem sich gelöste Auto- und/oder Alloantikörper befinden können) mit monospezifischen DAT-Seren getestet. IgM-Autoantikörper lösen sich *in vivo* häufig von den Erythrozyten und werden daher nicht im DAT und im Eluat, aber im Serum der Patienten nachgewiesen. Bei CA (IgM-Antikörper) wird zudem die Temperaturamplitude (thermale Amplitude) festgestellt [19]: die von 4°C ausgehend höchste Temperatur, bei der der CA Erythrozyten bindet. CA, die bei >30°C noch reagieren führen meist Titer-unabhängig zu klinisch relevanten Hämolysen. Zum Nachweis einer Kälteagglutininkrankheit (☞ Kap. 3.3.2.) wird ein CA-Titer von ≥64 bei 4°C erwartet, dieser liegt bei der CAD allerdings typischer Weise bei >1024.

Die serologischen Charakteristika der AIHAs sind in Tab. 3.2 dargestellt.

Gegen häufig vorkommende Antigene gerichtete Autoantikörper reagieren meist mit sämtlichen Test-Erythrozyten (Panreaktivität), Alloantikörper zeigen hingegen meist eine Antigenspezifität. Alloantikörper gegen spezifische Antigene mit hoher Antigendichte können sich allerdings auch panreaktiv zeigen, was eine Differenzierung zwischen Auto- und Alloantikörpern erschwert. Die der Autoantikörper-Panreaktivität verschleiert oft zudem vorhandene Alloantikörper (z.B. bei chronisch transfundierten Patienten in bis zu 40 %) [18]. Zum Nachweis klinisch relevanter Alloantikörper sind dann spezielle Verfahren (Adsorption, Phänotypisierung) notwendig. Schon allein deshalb ist der direkte Austausch zwischen Transfusionsmedizin/Labor und Klinikern essentiell, um Transfusionshistorie, Immunglobulin- oder ATG-Gaben oder sonstige interferierende Faktoren (Daratumomab, Isatuximab) zu kennen.

Die serologische Phänotypisierung wird aufgrund der zahlreichen Interferenzen und Störanfälligkeit bei AIHA-Patienten daher zunehmend von genotypischen Methoden abgelöst [20].

3.1.2. Sonstige Diagnostik bei immunhämolytischer Anämie

Hämoglobin (Hb) und Hämatokrit (Hkt) können – abhängig von der Kompensationsfähigkeit des KM – variieren. Das mittlere korpuskuläre Volumen (MCV) ist durch die oft nachweisbare Retikulozytose erhöht, bei sekundären Formen mit KM-Infiltration durch Malignome kann allerdings auch eine Retikulopenie als Ausdruck inadäquater KM-Kompensation bestehen. Je nach Erkrankung liegt die Rate inadäquat niedriger Retikulozytose bei >50 % der Patienten. Nicht vollständig phagozytierte RBCs erscheinen im Blutausstrich von wAIHA-Patienten als (Mikro-)Sphärozyten. Zudem zeigt sich eine Poikilozytose, Polychromasie und Erythrophagozytose. Der manuelle Blutausstrich dient zudem dem Ausschluss einer Thrombotischen Mikroangiopathie (TMA).

Laborchemische Hämolysehinweise sind (indirekte) Hyperbilirubinämie, LDH-Erhöhung, vermindertes Haptoglobin (da Haptoglobin als Akutphaseprotein erhöht sein kann, zeigt sich bei milder Hämolyse vereinzelt keine Verringerung).

Neben der KM-Evaluation (siehe oben) wird zudem die Bestimmung des endogenen Erythropoetinspiegels, die Bestimmung von Antiphospolipid-Antikörpern (Thromboseprophylaxe!) und im Falle zytologisch und/oder histologisch auffälliger KM-Befunde die Durchführung NGS-basierter molekulargenetischer Diagnostik empfohlen [6].

	Wärme-IgG-AIHA	Wärme-IgM-AIHA	Wärme-IgA-AIHA	CAD	Gemischte (*mixed*) AIHA	PCH	Atypische oder DAT-negative AIHA
Immunglobulin	IgG	IgM	IgA	IgM	IgG + IgM	IgG	IgG, IgA, IgM
DAT polyspezifisch	+	–	–	+	+	+	–
DAT monospezifisch Anti-IgG	+	–	–	–/+	+	–	–
DAT monospezifisch Anti-C3d	–/+	–/+	–/+	+	+	+	–
DAT monospezifisch Anti-IgM	–	–/+	–	–	–/+	–	–/+
DAT monospezifisch Anti-IgA	–/+	–	+	–	+/–	–	–/+
IAT	+	–	–	–	+	–	–
Eluat	IgG	IgM	IgA	–	IgG (IgM)	–	IgG (IgM) oder –
Kälteantikörper-Titer	NA	<64*	NA	≥64	≥40 (<64)	<64	NA
Temperaturamplitude	optimal bei 37°C	optimal bei 37°C	optimal bei 37°C	optimal bei 4°C	typisch ≥30°C	biphasisch (4-37°C)	optimal bei 37°C
Donath-Landsteiner	NA	NA	NA	NA	NA	+	NA
Sonstige Tests	NA	NA	NA	NA	NA	NA	+**

Tab. 3.2: Serologische Charakteristika der AIHA nach [20].
*Wärme-IgM zeigen die beste Reaktivität bei 37°C (>30°C) im Serum und Eluat, haben bei 4°C aber typischerweise einen niedrigen Titer bei 4°C;
**falsch negative (DAT-negative) AIHA können durch zu wenig sensitive DAT-Testverfahren oder durch dissoziierende Antikörper oder durch Antigene mit geringer Zelldichte entstehen. Sensitivere Testverfahren müssen dann meist in Spezial-Labors zum Einsatz kommen; hierzu zählen: sensiblere DAT-Verfahren wie Mitogen-stimulierter DAT, Erythrozytenwaschungen mit kalter Salzlösung, Polyethylenglycol, u.a. [17] sowie immunologische ELISA (*Enzyme-Linked ImmunoSorbent Assay*-Verfahren) oder WESTERN-Blot [21].

3.2. Autoimmunhämolytische Anämien

Der Nachweis einer AIHA erfordert zwei Dinge:

- Den serologischen Nachweis von Antikörpern
- Den klinischen oder laborchemischen Nachweis relevanter Hämolyse

Daraus ergibt sich bei vorhandener Anämie der Nachweis einer erworbenen Hämolyse mit erschöpften Kompensationsmechanismen [7]. Unter dem Begriff AIHA werden aber letztlich diverse Erkrankungen mit unterschiedlicher Pathogenese, klinischer Präsentation und Ursache zusammengefasst.

In bis zu 20 % der AIHA-Patienten sind thrombembolische Ereignisse zu beobachten, deren Auftreten meist proportional mit dem Grad der Hämolyse einhergeht [6].

3.2.1. Autoimmunhämolytische Anämie vom Wärmetyp

3.2.1.1. Pathogenese

Die Entstehung der Wärme-Autoantikörper ist nicht geklärt. Die Pathogenese der wAIHA ist komplex; neben dem phagozytierenden System (RES) der Milz spielt Komplement sicher in etwa der Hälfte der Fälle eine Rolle. Die Assoziation von AIHA und Autoimmunerkrankungen lässt eine generelle immunologische Dysfunktion, respektive Imbalance (Imbalance von T-Helfer-Zytokinen, vermehrte $CD8^+$- und NK-Zell-Aktivität und eine gestörte immunologische Kontrolle (verringerte Anzahl $CD4^+$-regulatorischer T-Zellen (T_{reg})) vermuten [3]. Lymphoproliferative Erkrankungen im Zusammenhang mit AIHA lassen auch an eine Antikörperproduktion durch maligne B-Zellen denken, allerdings sind Wärmeantikörper polyklonal. Die Entwicklung der Autoantikörper wird am ehesten durch T-Zell-Dysbalancen, genetische Prädisposition durch Polymorphismen im *CTLA-4*-Gen und z.B. durch pharmakologische Manipulation mittels Checkpointinhibitoren begünstigt [22]. Es werden zudem strukturelle Alterationen der Erythrozytenmembran durch exogene Faktoren, einschließlich Haptene (Medikamente), Viren, mikrobielle Strukturen sowie somatische Mutationen vermutet.

Wärme Autoantikörper machen etwa die Hälfte bis zu zwei Drittel aller AIHAs aus [23]. Die Erkrankung tritt isoliert und ohne erkennbare Ursachen bei etwa der Hälfte der betroffenen Patienten auf (primäre wAIHA). Bei dem Rest der Patienten kommt die AIHA als Begleiterkrankung vor (sekundäre AIHA). Moderne diagnostische (genetische) Methoden und die zunehmend kleinteiligere Definition spezifischer Erkrankungen werden die Zahl sekundärer AIHAs zukünftig sicher erhöhen [3].

Zu den ursächlichen Grunderkrankungen zählen im Kindesalter vor allem Infektionen (Inzidenz-Peak um das 4. Lebensjahr) und im Erwachsenenalter systemische Autoimmunerkrankungen und lymphoproliferative Erkrankungen (☞ Tab. 3.3). Die AIHA kann in Einzelfällen auch der Entwicklung der lymphoproliferativen Erkrankung vorausgehen. Die Kombination von wAIHA und Immunthrombopenie (oder Immunneutropenie) wird als Evans-Syndrom bezeichnet [24].

- Lymphoproliferative Erkrankungen: CLL (5-10 % der CLL-Patienten entwickeln eine AIHA*), Hodgkin-Lymphom, Non-Hodgkin-Lymphome, M. Waldenström, selten Multiples Myelom
- Kollagenosen: systemischer Lupus erythematodes (AIHA bei 14 % der pädiatrischen SLE-Patienten, bei 3 % der erwachsenen SLE-Patienten), rheumatoide Arthritis, Sklerodermie, Colitis ulcerosa
- Immundefekte (CVID, ALPS, AIDS, Dys- und Hypogammaglobulinämie; IgA-Defizienz), Infektionen, meistens akut und reversibel
- Lebendimpfungen (sehr selten)
- Thymome
- Leukämien
- Solide Tumoren (ovarielle Dermoidzysten, Teratome, Karposi-Sarkome u.a.)
- Benigne Tumoren

Tab. 3.3: Grunderkrankungen und assoziierte wAIHA.
**Cave*: ein positiver DAT findet sich deutlich häufiger in CLL-Patienten, entspricht alleine aber keiner AIHA.
CLL = Chronisch Lymphatische Leukämie, CVID = variables Immundefektsyndrom, ALPS = autoimmunes lymphoproliferatives Syndrom.

Die Erythrozytenzerstörung bei wAIHA kommt primär durch Antikörper-abhängige Zell-vermittelte Zytotoxizität (ADCC) zustande. Stark Komplement-aktivierende Wärmeautoantikörper (Wärmehämolysine) sind sehr selten und gehören meistens zur IgM-Klasse. IgA-Wärmeautoantikörper allein kommen als Ursache einer AIHA ebenfalls selten in etwa 5 % aller Fälle vor (und werden – wie Wärme-IgM-Antikörper – durch die polyklonalen Antihuman-Globulinseren nicht detektiert!). Bei etwa 20 % der Patienten werden mehr als eine Antikörperklasse gefunden.

Frauen sind – bedingt durch die Assoziation mit Autoimmunerkrankungen – etwa doppelt so häufig wie Männer betroffen [6].

3.2.1.2. Klinisches Bild

Das klinische Bild ist extrem variabel. Betroffene Patienten entwickeln oft schleichend zunehmende Anämie- und/oder Allgemein-/B-Symptome [21]. Die Symptomatik ist primär von der Dauer und Hämolyserate abhängig. Bei akuter wAIHA klagen Patienten häufig über Flanken- bzw. Bauchschmerzen. Gelegentlich ist die Hämolyse kompensiert und lässt sich nur durch auffällige Hämolyseparameter erkennen.

Im Allgemeinen sind Patienten blass, ikterisch, tachykard und dyspnoeisch. Milz und Leber sind oft tastbar vergrößert. Das Blutbild ist durch verminderte Erythrozytenzahlen, niedrige Hb-Konzentration und niedrigen Hkt gekennzeichnet. Bei schweren akuten Schüben kann auch bei wAIHA eine so starke Komplementaktivierung entstehen, dass komplementinhibitorische Mechanismen überfordert sind und es zu einer (meist passagären) intravasalen Hämolyse mit konsekutiver Hämoglobinurie kommt. Eine mäßige bis sehr starke Leukozytose ohne Linksverschiebung findet sich ebenfalls im akuten Schub mit massiver Hämolyse. Eine Begleit-Thrombozytopenie und/oder eine Begleit-Leukopenie sprechen häufig für das Vorliegen eines Evans-Syndroms (s.o.). Bei diesem Syndrom überwiegt in der Regel nur eine Zytopenie (Immunthrombopenie oder Immunneutropenie). Eine Bi- oder Trizytopenie (Panzytopenie) kommt selten vor.

Schwangerschaften sind mit einem bis 5-fach erhöhten Risiko für die Entwicklung einer AIHA assoziiert und Neugeborene können unter meist transienter Hämolyse durch die Übertragung der Wärmeautoantikörper leiden [25, 26].

Im peripheren Blutausstrich lassen sich mit unterschiedlicher Ausprägung Anisozytose, (Mikro-) Sphärozytose, Polychromasie und Retikulozytose sowie Erythrophagozytose nachweisen. Eine (passagere) Retikulozytopenie kommt im akuten Schub, bei begleitender KM-Infiltration oder nach Parvovirus-B19-Infektion vor. Auch bei Autoantikörperbildung gegen erythrozytäre Vorläuferzellen kann eine Retikulozytopenie vorherrschen [27]. Das KM zeigt gesteigerte Erythropoese mit erythroider Hyperplasie und teilweise eine vermehrte Lymphozyten-/Plasmazellinfiltration [27].

Der DAT ist im klassischen Fall stark positiv (☞ Tab. 3.2). Bei mehr als 90 % der Fälle lassen sich Zell-gebundene polyklonale IgG-Autoantikörper nachweisen und bei etwa der Hälfte der Patienten auch Zell-gebundene C3d-Fragmente. IgA- und IgM-Autoantikörper sind selten Ursache einer wAIHA (der polyklonale DAT ist in diesem Fall negativ!). In Einzelfällen lassen sich die ursächlichen Autoantikörper nur im Eluat nachweisen. Freie Autoantikörper (mit geringer Bindungsaffinität) finden sich bei etwa 40-60 % der Fälle.

3.2.1.3. Differentialdiagnosen

Die wAIHA lässt sich im Fall eines positiven DAT relativ einfach von anderen Erkrankungen (☞ Tab. 3.4) durch das charakteristische serologische Bild und dem Nachweis von Wärmeautoantikörpern abgrenzen. Allerdings kommen Wärmeautoantikörper auch bei medikamentös induzierter Immunhämolyse und bei hämolytischen Transfusionsreaktionen häufig vor (siehe dort). Medikamentös induzierte Autoantikörper ohne Medikamenten-abhängige Antikörper lassen sich serologisch von klassischen Wärmeautoantikörpern nicht unterscheiden (s. dort). In diesem Fall muss das verdächtige Medikament abgesetzt und der spontane Verlauf abgewartet werden.

Der Ausschluss respektive die Diagnose einer sekundären wAIHA erfordert bei allen Patienten eine ausführliche Anamneseerhebung, serologische Autoimmundiagnostik (ANA, Rheumafaktoren, Antiphospholipidantikörper), virologische Serologie, Eiweißelektrophorese, die Quantifizierung der Immunglobuline und – von den meisten Autoren empfohlen – eine Bildgebung (CT) zum Ausschluss/Nachweis von Raumforderungen sowie die durchflusszytometrische Analyse des peripheren Blutes [22]. Eine Knochenmarkpunktion mit entsprechender zytologischer, histologischer, zyto- und molekulargenetischer sowie durchflusszytometrischer Diagnostik wird spätestens beim ersten Rezidiv einer wAIHA empfohlen, erlaubt allerdings auch bei der Primärdiagnose insbesondere bei älteren Patienten eine Aussage bezüglich der hämatopoetischen Leistungsfähigkeit des Knochenmarks und ggf. die Identifikation bis dato unbekannter KM-Veränderungen, so dass sie auch bei Erstdiagnose sinnvoll ist [28].

3.2.1.4. Therapie

Die Therapie hängt von der Dauer, dem Ausmaß, dem Verlauf (akut vs. chronisch) und der Assoziation (primäre vs. sekundäre wAIHA) ab. Folsäuresubstitution wird aufgrund des erhöhten Zellumsatzes für alle Patienten empfohlen. Bluttransfusionen sind bei klinisch relevanter Anämie nach Einleitung spezifischer Therapien in der Regel gut verträglich. Auf die Schwierigkeit der Detektion von Alloantikörpern nach mehrfacher Transfusion wurde bereits hingewiesen. Bei Frauen ohne Schwangerschaftsvorgeschichte und bei Patienten ohne Transfusionshistorie können Alloantikörper mit hoher Wahrscheinlichkeit ausgeschlossen werden und Transfusionen mit relativ frischen (nicht gewaschenen) RBC-Konzentraten, die ABO- und RhD-typisiert wurden, erfolgen. Eine positive serologische Verträglichkeitsprobe (Kreuzprobe) durch freie panagglutinierende Autoantikörper darf auf keinen Fall zu einer Verzögerung notwendiger Transfusionen führen. Wenn es die Zeit gestattet, sollte eine (ggf. auch genetische) Typisierung im Hinblick auf Rhesus-Subgruppen, Kell-, MNS-, Kidd-, S/s- und Duffy-Antigene erfolgen [22]. Empfohlen wird bei Transfusionen ein biologischer Verträglichkeitstest: schnelle Gabe von 20 ml Blut und 20 Minuten Beobachtung, falls sich dann keine Reaktion zeigt, erfolgt die weitere Transfusion mit üblicher Laufrate [6].

Die Therapiesequenz (Erst-/Zweit-/Drittlinien- und Folgetherapien) inklusive möglicher Nebenwirkungen und Ansprechraten sind ausführlich in dem mehrfach angesprochenen Konsensuspapier dargestellt [6].

Da etwa die Hälfte aller wAIHA-Patienten unter einer sekundären wAIHA leidet, stellt sich zunächst die Frage nach der Notwendigkeit der AIHA-Therapie bzw. der Therapie der Grunderkrankung. Dabei ist zu beachten, dass manche sekundären wAIHA aufgrund eines gemeinsamen genetischen Hintergrundes mit der Grunderkrankung als sekundäre wAIHA bezeichnet werden während bei anderen die Grunderkrankung selbst die Voraussetzung für die Entwicklung der sekundären wAIHA darstellt. Grundsätzlich sollte die Notwendigkeit der Grunderkrankungstherapie unabhängig von der AIHA betrachtet und ggf. optimiert werden, die Therapiestrategie zur Behandlung der AIHA bleibt wie weiter unten dargestellt bestehen.

Vereinfacht werden drei Erkrankungsgruppen unterschieden, die mit sekundärer AIHA assoziiert sind:

- Lymphoproliferative Erkrankungen (häufig CLL), vor allem bei Patienten >50 Jahre
- Autoimmunerkrankungen, vornehmlich SLE bei jungen weiblichen Patienten
- Primäre Immundefizienzen, am häufigsten CVID (☞ Tab. 3.3).

Die spezifische Erstlinientherapie besteht primär aus Glukokortikoiden (Predniso(lo)n, PDN) mit einer Ansprechwahrscheinlichkeit von 70-80 % in den ersten drei Wochen [6] (☞ Tab. 3.4). Maximal 20 % aller neu diagnostizierten wAIHA-Patienten erreicht unter Glukokortikoiden eine CR und wird am Ende der Therapie steroidfrei [6]. Wichtig ist, unter PDN-Taper die Hämolyseparameter (nicht nur den Hb-Wert) zu beachten, um das Ausschleichen ggf. zeitweise auszusetzen bzw. zu verlangsamen. Bei Dosen von ≥7,5 mg PDN/Tag darf eine Osteoporoseprophylaxe mit Vitamin D und Calcium nicht vergessen werden [6], ebenso ggf. die PjP-Prophylaxe [29]. Rituximab hat sich als Zweitlinientherapie etabliert. Es gibt unterschiedliche Dosisprotokolle (375 mg/m² wöchentlich × 4 (Standard), 100 mg Fixdosis wöchentlich × 4 (Ältere), 1 g Tag 1 und 15 (bei Patienten mit anderen Autoimmunerkrankungen) mit ähnlichen Ansprechraten um 80 %.

Die Splenektomie wird heute nur noch als *Ultima-ratio*-Maßnahme angesehen, ist aber insbesondere bei der primären AIHA wirksam, das Ansprechen aber leider nicht durch Vortherapien, Erkrankungsdauer oder Laborwerte vorhersagbar. Von manchen Autoren werden hohes Lebensalter, Hepatitis C, Immundefizienz, vorangegangene thrombembolische Ereignisse, Lymphoproliferative Erkrankungen und Autoimmunerkrankungen als Kontraindikationen angesehen [21].

Die wAIHA im Rahmen einer CLL folgt den gleichen Therapierichtlinien wie die der primären wAIHA so lange die CLL *per se* keiner Behandlung bedarf [11, 30, 31]. Bedarf die CLL einer Therapie, folgt man den spezifischen Leitlinien (z.B. präferentiell Ibrutinib bei Nachweis einer 17p-Deletion oder einer *TP53*-Mutation) [6].

Bei SLE-Patienten stellt Rituximab eine valide Therapieoption dar und bei CVID-Patienten wird auf die Notwendigkeit der Immunglobulingabe als Erhaltungstherapie verwiesen [6].

Die Therapie mehrfach rezidivierter Patienten bzw. die optimale Therapie nach dem Einsatz von Glukokortikoiden und Rituximab (ggf. plus Chemotherapie) ist nach wie vor nicht geklärt. Tab. 3.4 listet einige Therapieoptionen auf. Die Liste der kontinuierlich zunehmenden Lymphomtherapeutika, die in vielen Fällen gegen B-Zellen gerichtet sind, macht eine aktuelle vollständige Übersicht allerdings unmöglich; hier wird auf die einschlägige Literatur verwiesen (z.B. [21, 32]).

3.2.1.5. Prognose

Der Verlauf ist bei der idiopathischen Form in der Regel chronisch und hängt bei der symptomatischen Form von der Grunderkrankung ab. Risikofaktoren für ein Rezidiv, respektive für Nicht- oder suboptimales Ansprechen sind niedriger Hb <6 g/dl bei Diagnosestellung, Evans-Syndrom sowie KM-Veränderungen wie Fibrose, Dyserythropoese und klonale Hyperzellulärität. Spekuliert wird aktuell über einen Verschiebung der Autoimmunität von einer "peripheren" AIHA-Form (Zielzelle Erythrozyten) hin zu einer "zentralen" Form (Zielzelle Knochenmarkvorläuferzellen) [3]. Insbesondere bei mehrfach rezidivierten Patienten wird daher eine vollständige KM-Re-Evaluation empfohlen. Dabei sollten Fibrosegrad sowie das mögliche Vorliegen klonaler Hämatopoese von unbestimmtem Potential (*Clonal Hematopoiesis of Indeterminate Potential*, CHIP), idiopathischer Dysplasie unklarer Signifikanz (ICUS), Myelodysplasie und Knochenmarkversagen-Erkrankungen ("*Bone Marrow Failure Syndrome*", BMFS) in Betracht gezogen werden [33, 34].

Herausfordernd sind sicher akute Fälle mit ausgeprägter Anämie, vorhandenen Allo-Antikörpern,

Therapie	Dosierung	Ansprechrate	Dauer bis zum Ansprechen	Anmerkungen
PDN	1-2 mg/kg/Tag für 3-4 Wochen	80-90 % (anhaltend in ca. 20 %)	1-4 Wochen	Langsames Ausschleichen über 4-6 Monate
IvIg	0,4 g/kg für 5 Tage	30-40 %	1-5 Tage	Kurzfristiges Ansprechen, meist nicht länger als 3 Wochen, meist als Akuttherapie in Kombination mit PDN
Rituximab	375 mg/m² wöchentlich × 4	80 %	3-6 Wochen	Alternative Dosierung: 100 mg/Woche für 4 Wochen
Splenektomie	NA	80 % (anhaltend in 20-50 %)	7-10 Tage	Eher nicht bei älteren Patienten und/oder (hämatologischen) Begleiterkrankungen
Azathioprin	2-4 mg/Tag	60 % (meist in Kombination mit PDN)	1-3 Monate	Glukokortikoid-sparende Therapie bei Patienten mit AIE, CED, AI-Hepatitis
CSA	2,5 mg/kg 1-0-1	ca. 60 %	1-3 Monate	Glukokortikoid-sparende Therapie bei AIE, Evans-Syndrom, BMFS
Cyclophosphamid	800 mg/m² als KI monatlich 4-5 mal	50-70 %	2-6 Wochen	Evtl. bei hoher hämolytischer Aktivität oder Kollagenosen
MMF	500 mg 1-0-1	zu geringe Fallzahlen	zu geringe Fallzahlen	Pädiatrische Patienten
Danazol	200 mg 1-1-1	20-50 %	1-3 Monate	Glukokortikoid-sparende Effekte

Tab. 3.4: Therapieoptionen für Patienten mit wAIHA [21].
PDN = Predniso(lo)n, CSA = Cyclosporin A, MMF = Mycophenolatmofetil, KI = Kurzinfusion, AIE = Autoimmunerkrankungen, CED = chronisch entzündliche Darmerkrankung, BMFS = Knochenmarkversagen-Erkrankungen (*Bone Marrow Failure Syndromes*).

Evans-Syndrom und therapeutisch herausfordernden Grunderkrankungen wie SLE, soliden Tumoren oder manchen lymphoproliferativen Erkrankungen, die durch Vortherapien oder akute Infekte septisch und intensivpflichtig sein können. Bei diesen müssen teilweise parallel unterschiedliche Therapiekonzepte (Glukokortikoide + Rituximab, Hinzunahme von IvIg und ggf. Erythropoetin sowie Plasmaaustausch mit Albumin u.a.) angewandt werden. Die Konsensusgruppe empfiehlt insbesondere bei einer Anämie <8 g/dl bereits initial eine Therapie mit Glukokortikoiden und Rituximab [22].

Unzählige B-Zell-, Plasmazell-Therapeutika, Immuntherapeutika sowie Komplement-inhibitorische Therapien wurden und werden in Fallberichten erfolgversprechend dargestellt, eine aktuelle Übersicht hierzu findet sich in [21].

Die Geschwindigkeit dieser neuen Therapieformen (und die Nebenwirkungen anderer immuntherapeutischer Ansätze wie Checkpointinhibitoren, CAR-T-Zellen, bi-spezifische Antikörper u.a.) lässt erwarten, dass eine baldige Neuauflage dieses Kapitels zu erwarten ist.

3.2.2. Autoimmunhämolytische Anämie vom Kältetyp

Unterschieden werden – auch vor dem Hintergrund neuer Therapeutika – vor allem die Kälteagglutinin-Erkrankung (CAD) und das (sekundäre) CA-Syndrom (CAS). Diese Unterscheidung wird zunehmend anerkannt und wurde auch im ersten Konsensuspapier ratifiziert [6]. Für die CAD wird eine Prävalenz von 5 bis 20 Fälle / 1 Million Einwohner und eine Inzidenz von 0,5 bis 1,9 Fälle / 1 Million Einwohner pro Jahr angegeben; die CAD betrifft etwa15-30 % aller AIHA-Fälle [6].

3.2.2.1. Primäre AIHA vom Kältetyp, Kälteagglutinin-Erkrankung (CAD)

Pathogenese

Bei der CAD ist der pathologische Autoantikörper ein Kälteagglutinin; es findet sich keine zugrundeliegende Begleiterkrankung. Dieses Konzept hat sich allerdings in den letzten Jahren gewandelt, da sich bei mindestens 80 % der Patienten mit CAD eine so genannte CAD-assoziierte Knochenmark-Lymphoproliferative Erkrankung (*"CAD-associated lymphoproliferative disorder"*, auch *"primary CA-associated lymphoproliferative disorder"*) nachweisen lässt, die meist intraparenchymatöse, noduläre KM-Infiltrationen zeigt [35, 36].

Die für das lymphoplasmazytische Lymphom (Morbus Waldenström) typische *MYD88 L265P*-Mutation ist dabei nicht nachweisbar, in zahlreichen Fällen findet sich aber eine *KMT2D*- oder eine *CARD11*-Mutation [6]. Die Hämolyse wird typischerweise durch gegen den RBC-Antigen-Komplex I/i gerichtete IgM-Autoantikörper verursacht. Ab dem 18. Lebensmonat sind I-Antigene auf RBCs vorherrschend, so dass bei V.a. Anti-i-CA Nabelschnurblut zum Nachweis der Antikörper genutzt werden muss. Vereinzelt sind CA auch gegen Pr-Antigene gerichtet und reagieren dann mit Nabelschnurblut und adulten RBCs. Die kontinuierliche Komplementaktivierung führt serologisch oft zum messbaren Abfall von C3 und C4. Komplementaktivierung z.B. während Infektionen kann wiederum zu einem Anstieg von C4 führen und so zu Exazerbationen der CAD während/nach febrilen Episoden führen. Die Gabe von Komplement-haltigem Plasma sollte daher vermieden werden.

Klinisches Bild

Die – meist älteren – Patienten entwickeln in der Regel Anämiezeichen, Ikterus, Hämoglobinurie (intravasale Hämolyse) und laborchemische Hämolysezeichen. Die Anämie ist in bis zu einem Drittel der Patienten ausgeprägt (Hb <8 g/dl); moderat (8-10 g/dl) in knapp der Hälfte der Fälle und nur ein geringer Teil der Patienten zeigt einen kompensierten Hb [22]. Bis zu 40 % der Patienten sind so transfusionsbedürftig. Spontane Agglutination der Erythrozyten nach Blutentnahme und dunkelrötliche Urinfarbe sind die ersten Hinweise auf das Vorliegen einer CAD/c-AIHA. Die Agglutination erschwert oft die genaue Bestimmung von Hb, Hkt, Erytrozytenindizes und eine adäquate Ausstrichbewertung. Bei vorliegender CAD/CAS bzw. bei V.a. Vorliegen einer cAIHA ist daher die Blutabnahme, Knochenmarkentnahme bis zur Trennung von Serum/Plasma mit vorgewärmten Gefäßen und der Labortransport in vorgewärmten Gefäßen, z.B. in möglichst warmem Wasser (37-38°C), notwendig [37]! Diese prä-analytischen Schritte sind unbedingt zu beachten [38].

Auch wenn der Begriff Kälte sich auf die Ak-Eigenschaften und nicht auf die Umgebungstemperatur der Patienten bezieht, profitieren viele doch klinisch von warmen Akren; der Abfall der Körpertemperatur an den Extremitäten oder im Gesicht reicht allerdings auch in warmer Umgebung zur Aktivierung von CA mit großer Temperaturamplitude und damit zur Entwicklung zirkulatorischer/ischämischer Symptome (z.B. Raynaud-artige Phänomene, Akrozyanose). Patienten berichten häufig von Vermeidung "kalter Kontakte" (Kühlschrank) [1]. Intravenöse Flüssigkeitsgaben sollten vorgewärmt erfolgen.

Differentialdiagnose

Die Diagnosestellung der CAD/CAS kann durch die Uneinheitlichkeit der DAT-Befunde (☞ Tab. 3.2) und das gleichzeitige Auftreten von wAIHA/CAD/S (gemischte AIHA) erschwert sein.

Eine CAD wird diagnostiziert, wenn sich folgende Konstellation zeigt:

- (chronische) Hämolyse
- ein CA-Titer ≥64 bei 4°C (Antikörpertitration notwendig!)
- folgendes DAT-Muster:
  - positiver polyspezifischer DAT
  - positiver monospezifischer DAT gegen C3d
  - negativer (in bis zu 20 % auch leicht positiver) monospezifischer DAT gegen IgG (☞ Tab. 3.2)

Die Bestimmung der Temperaturamplitude ist keine Voraussetzung für die Diagnosesicherung oder Therapie.

Differentialdiagnostisch ist primär die Abgrenzung CAD gegenüber dem CAS mittels Bildgebung, hämatologischer Diagnostik (KM-Punktion, Durchflusszytometrie, Zyto-/Molekulargenetik) und Infektionsserologie entscheidend (s.u.). Der Nachweis von hochtitrigen Kälteagglutininen im Serum (dissoziieren *in vivo* von den Erythrozyten und/oder beim Waschen) und Positivität für C3d-Komponenten bei Negativität für IgG an den autologen Erythrozyten (C3d-positiver DAT) sind beweisend für das Vorliegen einer Autoimmunhämolytischen Anämie vom Kältetyp (s.o). In sehr seltenen Fällen sind Kälteantikörper IgG- oder IgA-Klassen zugehörig, der überwiegende Anteil gehört aber zu κ-IgM-Antikörpern mit großer Temperaturamplitude und/oder hohen Titern [39]. Zur Abgrenzung von CAD und CAS ist die Bestimmung der Immunglobulinsubklassen, eine Eiweißelektrophorese, eine Immunfixation (auch bei negativer Elektrophorese) und eine durchflusszyometrische Analyse des Knochenmarkaspirates notwendig. Der Nachweis der typischen lymphoproliferativen Erkrankung (s.o.) gelingt in Zentren in bis zu 90 % der Fälle, im klinischen Alltag schließt ein fehlender Nachweis das Vorliegen einer CAD nicht aus!

Heutzutage sehr seltene und meist bei Kindern auftretende Paroxysmale Kältehämoglobinurie, die Medikamentös Induzierte Immunhämolyse, die wAIHA und thrombotische Mikroangiopathien (TMA) sind weitere Differentialdiagnosen.

Therapie und Prognose

Mild anämische Patienten mit geringen Symptomen und kompensierter Hämolyse bedürfen keiner Therapie. Patienten mit CAD haben bei ausgeprägter (intravasaler) Hämolyse ein erhöhtes Thrombembolierisiko. V.a. bei Patienten mit weiteren Risikofaktoren wird daher eine Thromboseprophylaxe mit niedermolekularen Heparinen empfohlen [22, 37].

Symptomatische Anämie und/oder zirkulatorische Phänomene sind Therapieindikationen, etwa vier Fünftel der Patienten bedürfen einer pharmakologischen Therapie.

Glukokortikoide werden zur Therapie der CAD **nicht** verwendet. Als Primärtherapeutika bei der CAD gelten B-Zell-spezifische Therapien. Insbesondere die Kombination von Rituximab mit Systemtherapie (Bendamustin, Fludarabin u.a.) wird bei nicht zu fragilen Patienten in der Erstlinie genutzt; ältere, komorbide oder fragile Patienten können auch mit Rituximab-Monotherapie behandelt werden. Therapieschemata sowie Ansprechraten sind in Tab. 3.5 dargestellt.

Fludarabin + Rituximab wurde als relativ toxisches Therapieschema durch mindestens ebenso gute Ergebnisse mit Rituximab (375 mg/m² Tag 1) + Bendamustin (90 mg/m² Tag 1+2) alle vier Wochen für vier Zyklen abgelöst. Wichtig:

- Vier Zyklen sind ausreichend und sollten selbst wenn das Ansprechen nach zwei oder drei Zyklen (noch) ausbleibt, auch gegeben werden.
- Späteres Ansprechen weist auf Plasmazellen neben B-Zellen als ursächlich hin. Plasmazell-spezifische Therapien wie Bortezomib haben daher ebenfalls Eingang in die Therapie der CAD gefunden [45]. Neuere B-Zell-Therapeutika wie

Bruton-Tyrosin-Kinase (BTK)-Inhibitoren, Phosphatidylinositol-3-Kinase-delta (PIKδ)-Inhibitoren, BCL2-Inhibitoren und andere wurden in Fallberichten mit erfolgversprechenden Ansprechraten assoziiert. Eine retrospektive Serie von 10 CAD-Patienten zeigte unter Ibrutinib ein Ansprechen von 10/10 Patienten mit medianem Hb-Anstieg von 4,4 g/dl [46].

Auch über weitere Therapien, spezifisch gegen Plasmazellen gerichtet, z.B. mit dem CD38-Antikörper Daratumomab wurde berichtet [9, 47-49]. Plasmazell-spezifische Therapien wären mögliche Optimierungsoptionen nach suboptimalem Ansprechen auf gegen B-Zellen gerichtete Therapie.

Komplementinhibitoren

Bedenkt man die massive Komplementaktivierung über den klassischen Weg durch CA-Immunkomplexe, ist die Suche nach wirksamen Anti-Komplementtherapeutika vor dem Hintergrund erfolgreicher PNH-Therapien naheliegend. Versuche mit dem C5-Inhibitor Eculizumab waren nur gering wirksam, bedingt durch fehlende Wirksamkeit auf die C3b-vermittelte EVH in der Leber. Eine terminale Komplementinhibition ist demnach nur bei massiver Komplementaktivierung mit "durchlaufender" Komplementkaskade und IVH wirksam [37]. Der humanisierte monoklonale Anti-C1s-Antikörper Sutimlimab wurde zunächst in einer Phase-Ib-Studie an 10 Patienten getestet, von denen 7 mit einem raschen Hb-Anstieg und Bilirubin-Abfall ansprachen [50]. Daten einer nicht-randomisierten Phase-III-Studie (CARDINAL) in 24 transfusionsabhängigen Patienten zeigten ebenfalls eindrückliche Wirkungsdaten nach 14-tägiger, gewichtsabhängiger Gabe von 6,5 g (<75 kg KG) oder 7,5 g (≥75 kg KG) [51]. Inzwischen sind auch die Daten der randomisierten, placebokontrollierten CADENZA-Studie mit 42 Patienten publiziert, in der 73 % der Sutimlimab-behandelten Patienten den kombinierten Endpunkt aus Hb-Anstieg, Transfusionsvermeidung und Vermeidung weiterer notwendiger CAD-Therapie erreichten [52].

Wichtig ist die vorab notwendige Impfung gegen Meningokokken, Streptokokken und *Haemophilus influenzae.* Inzwischen ist Sutimlimab (Enjaymo®) in Deutschland zugelassen "indiziert zur Behandlung der hämolytischen Anämie bei erwachsenen Patienten mit Kälteagglutininkrankheit (*Cold Agglutinin Disease*, CAD)" (Fachinformation Enjaymo®). Häufige Nebenwirkungen von Enjaymo® in den klinischen Studien CADENZA und CARDINAL waren Kopfschmerzen, Hypertonie, Harnwegsinfektion, Infektion der oberen Atemwege, Nasopharyngitis, Übelkeit, Abdominalschmerz, Reaktionen im Zusammenhang mit einer Infusion und Zyanose (berichtet als Akrozyanose) [51, 52]. Neben der Verbesserung des Hb-Wertes und des Abfalls des Bilirubins berichten zahlreiche Patienten unter Sutumlimab auch von einer Verbesserung der für die CAD typischen

Therapie	Studie	N	Ansprechen	Komplette Remission	Hb-Anstieg*	Mediane Dauer des Ansprechens	Referenz
Rituximab	prospektiv, NR	27	54 %	4 %	4,0 g/dl	11 Monate	[40]
Rituximab	prospektiv, NR	20	45 %	5 %	3,1 g/dl	6,5 Monate	[41]
Fludarabin + Rituximab	prospektiv, NR	29	76 %	21 %	3,1 g/dl	>66 Monate	[40]
Bendamustin + Rituximab	prospektiv, NR	45	71 %	40 %	4,0 g/ld	>32 Monate	[42]
Bendamustin + Rituximab	längeres Follow-up von [42]	45	78 %	53 %	NA	>88 Monate	[43]
Bortezomib	prospektiv, NR	19	32 %	16 %	2,9 g/dl	16 Monate	[44]

Tab. 3.5: B-Zell-gerichtete Behandlungsoptionen für Patienten mit CAD.
NR = nicht randomisiert, medianer Hämoglobinanstieg bei Ansprechern.

Fatigue. Da die zirkulatorischen/ischämischen Symptome IgM- und nicht komplementvermittelt sind, werden diese nicht durch Sutimlimab beeinflusst. Sutimlimab muss darüber hinaus als (sicher nicht kostengünstige) Dauertherapie angesehen werden (auch wenn es erste Berichte über erfolgreiche Absetzversuche gibt [71], die am zugrundeliegenden Erkrankungsmechanismus (monoklonale B-Zell-Proliferation?) nach aktuellem Wissensstand nichts ändert. Zahlreiche weitere Studien mit proximalen Komplementinhibitoren (z.B. Pegcetacoplan, Iptacopan) rekrutieren derzeit. Solche Therapeutika könnten bei Patienten mit ausgeprägten Symptomen zukünftig vor oder in Kombination mit B-Zell-depletierenden Therapien Einsatz finden.

3.2.2.2. Sekundäre AIHA vom Kältetyp, Kälteagglutinin-Syndrom (CAS)

Pathogenese

Das sekundäre Källteagglutinin-Syndrom (CAS) ist eine seltene Entität, die meist im Zusammenhang mit bestimmten Infektionen (*Mycoplasma pneumoniae*, Epstein-Barr-Virus, Cytomegalievirus, Chlamydien-, SARS-Cov-2 u.a.) oder im Zusammenhang mit Malignomen wie z.B. aggressiven B-Zell-Non-Hodgkin-Lymphomen, bei Patienten mit SLE oder nach allogener Stammzelltransplantation (SZT) auftritt. Sie wird ebenso, durch die Bildung von kältewirksamen IgM (κ oder λ)-Autoantikörpern gegen Erythrozyten hervorgerufen, die im Falle der Infektionsassoziation polyklonal sind [6, 53, 54, 55].

Klinisches Bild

Das klinische Bild ist häufig akut von plötzlicher Hämolyse mit Ikterus, Blässe und Erschöpfung geprägt und kann z.B. zwei bis drei Wochen nach einer Infektion auftreten.

Differentialdiagnose

Die wichtigste Abgrenzung ist gegenüber der CAD und oben ausführlich dargestellt. Auch beim CAS werden hochtitrige CA nachgewiesen und der monospezifische DAT ist positiv für C3d.

Therapie und Prognose

Es existieren – neben der Indikation zur Behandlung der Grunderkrankung – keine spezifischen Therapievorgaben, da insbesondere ein CAS nach Infektionen selbstlimitierend ist. Infektbehandlung – wo möglich und sinnvoll – und die Transfusion von Erythrozyten kann im Einzelfall sinnvoll sein. Bei schweren Fällen ist auch bei CAS die Gabe von Sutimlimab wirksam.

3.2.3. Gemischte (*mixed*) AIHA und atypische AIHA

3.2.3.1. Pathogenese

Die gemischte AIHA ist durch einen positiven monospezifischen DAT gegen IgG und C3 sowie den gleichzeitigen Nachweis eines Kälteagglutinins mit einem Titer >40 gekennzeichnet (☞ Tab. 3.2).

Als atypische Formen werden meist IgA- und IgM-vermittelte wAIHA bezeichnet.

3.2.3.2. Klinisches Bild

Gemischte Formen machen unter 10 % aller AIHA aus und präsentieren sich meist mit relevanter Anämie (Hb <6 g/dl in bis zu 2/3 der Fälle) und häufiger als in anderen AIHA-Fällen auch mit (relativer) Retikulopenie.

Die IgA- und IgM-vermittelte wAIHA sind diagnostisch aufgrund des negativen polyspezifischen DAT herausfordernd und benötigen daher meist eine längere Zeit bis zur endgültigen Diagnosestellung.

3.2.3.3. Therapie und Prognose

Die Therapie folgt meist den Empfehlungen wie bei der wAHIA, allerdings sind oft mehrere Therapielinien erforderlich. Steroide sind auch bei der atypischen Form der wAIHA wirksam, weitere Therapielinien sind auch aktuell noch unklar [6].

3.2.4. Paroxysmale Kältehämoglobinurie (autoimmunhämolytische Anämie vom Donath-Landsteiner-Typ)

3.2.4.1. Pathogenese

Die AIHA vom Donath-Landsteiner-Typ (DL-Typ) oder die paroxysmale Kältehämoglobinurie wird durch komplementaktivierende und meist niedrigtitrige bi-phasische oder bi-thermische Kälteautoantikörper der Klasse IgG und in seltenen Fällen auch der Klasse IgM und IgA verursacht: Die Antikörper reagieren in der Kälte mit P-Blutgruppenantigenen, die auch Parvovirus B19 auf den Erythrozyten als zellulärer Rezeptor dienen (Grund unbekannt) und führen bei Temperaturen über 10°C zur Komplementaktivierung bzw. intravasaler Hämolyse. Früher häufig im Rahmen der Syphilis/tertiären Lues beobachtet, ist sie heute sehr selten und wird praktisch nur noch im Kindesalter (5-30 % aller pädiatrischen AIHA-Fälle), meist vor dem 5. Lebensjahr mit männlicher Prädominanz beobachtet [56, 57]. Sie verläuft akut reversibel. Die chronische Form ist eine absolute Rarität. Die akute Form tritt meist nach Infektionen des oberen Atemtrakts auf (viral, als auch bakteriell wie *M. pneumoniae*, *H. influenzae*), aber auch Masern, Mumps, Windpocken, Grippe und selten nach Impfungen, bei Autoimmunerkrankungen und hämatologischen Malignomen [58].

Der pathogenetische Zusammenhang zwischen Infektionen und der Bildung von Antikörpern vom DL-Typ ist bisher nicht geklärt.

3.2.4.2. Klinisches Bild

Die AIHA vom DL-Typ ist gekennzeichnet durch eine akute intravasale Hämolyse. Betroffene Kinder entwickeln nach Kälteexposition meistens schlagartig Hämoglobinurie und Blässe. Sie klagen häufig über heftige, krampfartige Bauchschmerzen, Übelkeit, Erbrechen, Diarrhoe, Rücken- und/oder Beinschmerzen, Schüttelfrost und Fieber – teilweise verbunden mit akuter Hepatosplenomegalie als Ausdruck der extravasalen Hämolyse. Phasen der Hämoglobinurie gehen dem Fieber oft voraus [57, 58]. Die Anämie ist z.T. ausgeprägt und teilweise folgt einerbestehenden Retikulopenie im Verlauf eine Retikulozytose. Vereinzelt wird auch akutes Nierenversagen beschrieben.

3.2.4.3. Differentialdiagnose

Die meisten differentialdiagnostisch relevanten Erkrankungen sind die wAIHA, CAD und CAS, die medikamentös Induzierte Immunhämolyse, Thrombotische Mikroangiopathien (TMA), die paroxysmale nächtliche Hämoglobinurie (PNH) und angeborene hämolytische Anämien. Der Donath-Landsteiner-Hämolyse-Test ist in der akuten Phase praktisch immer positiv. Falls erforderlich, kann der direkte DL-Hämolyse-Test ohne Hilfsmittel zu jeder Zeit durchgeführt werden:

<table>
<tr><th colspan="2">Durchführung des direkten Donath-Landsteiner-Hämolyse-Tests</th></tr>
<tr><td>1. Blutprobe
(1-2 ml Vollblut)
• warm abnehmen und sofort bei 37°C warm halten</td><td>2. Blutprobe
(1-2 ml Vollblut)
• abnehmen und bei 0-4°C (Eiswasser) oder für 30 Minuten in den Kühlschrank stellen
• Probe neben die erste Probe bei 37°C stellen</td></tr>
<tr><td colspan="2">• Visuelle Beurteilung der Blutproben
• Der DL-Hämolyse-Test ist nur positiv, wenn die zweite Probe hämolysiert (roter Überstand)
• Differentialdiagnose: AIHA vom Kältetyp
• DL-Antikörper sind sehr potent, so dass auch geringe Titer ausgeprägte Hämolysen verursachen</td></tr>
</table>

3.2.4.4. Therapie und Prognose

Die am schnellsten wirksame Therapie ist der Schutz vor Kälteeinwirkung und ggf. die Bluttransfusion über ein Wärmegerät (optimalerweise wären diese P-Antigen negativ, da die DL-Antikörper meist Anti-P-Antikörper sind). Bei Lues-Erkrankungen ist eine hochdosierte Penicillintherapie notwendig. Der klinische Verlauf bei der akuten Form ist trotz des in vielen Fällen schwerwiegenden hämolytischen Syndroms ausgesprochen gutartig. Die Hämolyse bildet sich in der Regel innerhalb weniger Tage zurück. Rezidive nach Infektionen/Impfungen wurden in Einzelfällen beschrieben [59].

3.2.5. Medikamentös induzierte Immunhämolyse

3.2.5.1. Pathogenese

Als medikamentös induzierte Immunhämolysen (MIHA) werden hämolytische Syndrome bezeichnet, die durch Medikamenten-induzierte Antikörper (Autoantikörper und/oder Medikamenten- bzw. Metaboliten-abhängige Antikörper) verursacht werden. Je nach Fallsammlung werden mindestens 150 mit medikamentös induzierter Immunhämolyse in Verbindung gebracht [8]. Die genauen Mechanismen der Immunisierung sind bisher nicht geklärt. Es wird der Medikamenten-abhängige ("*drug-dependent*") Typ vom Medikamenten-unabhängigen ("*drug-independent*") Subtyp unterschieden: Im ersten Fall führt ein Medikament durch Bindung an die Zelloberfläche zur Entwicklung eines Neoantigens und nachfolgend zur Bildung eines Autoantikörpers – dies ist der häufigste Typ der MIHA. Bei diesem Typ entstehen sogenannte Hapten-vermittelte Auto-Antikörper (das Antigen/Epitop besteht aus Medikamenten(-anteilen) nicht kovalent gebunden mit RBC-Strukturen, Hapten-Typ); der klassische Vertreter dieser Form ist die Penicillin-assoziierte MIHA mit positivem IgG-spezifischem DAT und Negativität für C3-Fragmente. Ceftriaxon wiederum führt nur zu einer lockeren Bindung an RBC-Membranstrukturen und führt zur Bildung von Immunkomplexen (Immunkomplextyp). Hier ist der DAT positiv für C3-Komplement und negativ für IgG. Dies entspricht dem Medikamenten-unabhängigen MIHA, der auch ohne Anwesenheit des Medikaments wirksam ist. Weitere Mechanismen, die in vielen Fällen noch nicht vollständig verstanden sind, sind u.a. Immundysregulation durch Medikamente oder Autoantikörperbildungsstimulation durch Adsorption [60-62].

Die Zeit für eine primäre und klinisch relevante Immunantwort beträgt mindestens 5-6 Tage. Die Immunisierung kann während der Therapie und häufig nach Absetzen des Medikamentes bzw. durch eine Re-Exposition entstehen. Theoretisch kann jedes Medikament eine Immunhämolyse verursachen. Aktuell werden die MIHA am häufigsten durch nicht-steroidale Antirheumatika, insbesondere Diclofenac, Ceftriaxon und andere Cephalosporine der dritten Generation, Piperacillin und Tuberkulostatika ausgelöst [47]. Darüber hinaus können Fludarabin, Chlorambucil und sogar Bendamustin leider das Risiko für die Entwicklung einer AIHA erhöhen, wenn Sie bei der Behandlung der CLL genutzt werden [22]. Auf Checkpointinhibitoren wurde bereits hingewiesen. Die Entwicklung einer AIHA ist die häufigste hämatologische Komplikation beim Einsatz von ICI-Therapien, die beschriebene mediane Zeit bis zum Auftreten dieser Komplikation liegt bei 50 Tagen [22, 63]. Die häufigsten Fälle waren wAIHA, nur wenige Fälle cAIHA wurden berichtet.

3.2.5.2. Klinisches Bild

Das klinische Bild der MIHA von ist anderen Formen der AIHA bei den idiopathischen Formen nicht zu unterscheiden. Die Hämolyse beginnt meistens allmählich und bildet sich langsam, gelegentlich über Wochen und Monate nach Antigenkarenz zurück. Komplementaktivierende Antikörper verursachen eine akute IVH, die häufig innerhalb von wenigen Minuten bis Stunden nach Einnahme des Medikamentes ausgelöst wird. Die Hämolyse ist durch Hämoglobinämie und -urie gekennzeichnet. Die Patienten klagen häufig über Fieber, Schüttelfrost, Tachykardie, Luftnot, Bauchbeschwerden, Übelkeit und Erbrechen. Nierenversagen und Schocksymptomatik kommen vor [39, 46].

Die mit ICI-Therapie assoziierte AIHA ist in vielen Fällen klinisch relevant. Die Anämie der berichteten Fälle war meist ausgeprägt (nicht verwunderlich, wenn man den Einsatz im Rahmen metastasierter solider Tumore bedenkt) und die Mortalität relativ hoch.

3.2.5.3. Differentialdiagnose

Differentialdiagnostisch muss die MIHA von anderen AIHA durch adäquate Anamneseerhebung abgegrenzt werden; dies kann sich im Einzelfall schwierig gestalten, da die DAT-Ergebnisse eine klare Unterscheidung häufig nicht erlauben und z.B. bei intensivmedizinischem Aufenthalt zahlreiche immunhämolytische Ursachen infrage kommen. Die differentialdiagnostisch relevanten Erkrankungen sind wAIHA, anaphylaktischer Schock, thrombotische Mikroangiopathie, die paroxysmale nächtliche Hämoglobinurie und der septische Schock. Die serologische Untersuchung gibt genauen Aufschluss über die Art der vorliegenden Antikörper. Zum Nachweis Metaboliten-spezifischer Antikörper werden ggf. *ex vivo* Antigene des ursächlichen Medikaments verwendet (Serum und/oder Urin von anderen Personen nach Medikamenteneinnahme).

3.2.5.4. Therapie und Prognose

Verdächtige Medikamente müssen sofort abgesetzt werden. Bei Checkpointinhibitoren wird die Beendigung der ICI-Therapie in Kombination mit der Gabe von Glukokortikoiden empfohlen.

Bei klinisch relevanter Anämie werden Erythrozytenkonzentrate transfundiert. Komplikationen wie Schocksymptome und Gerinnungsstörungen werden symptomatisch behandelt. Bei Nierenversagen und persistierender Hämolyse durch Medikamentenreste in der Zirkulation ist der Plasmaaustausch bzw. Hämodialyse angezeigt. Die Prognose hängt zum Teil von dem Zeitpunkt der richtigen Diagnosestellung ab. Wird die Ursache des hämolytischen Syndroms rechtzeitig erkannt, können der Verlauf und die Prognose nach Antigenkarenz trotz des initial dramatischen Krankheitsbildes insgesamt günstig verlaufen. Meist bilden sich die Krankheitssymptome innerhalb von wenigen Tagen bis Wochen zurück. Auch die Niereninsuffizienz ist durch entsprechende Behandlung fast immer vorübergehend und heilt ohne Residuum aus. Dennoch kommt es in der akuten Phase als Folge von begleitenden Komplikationen wie Schock, Verbrauchskoagulopathie und Nierenversagen immer wieder zu Todesfällen.

3.3. Alloimmunhämolysen

Unter dem Begriff Alloimmunhämolysen werden zusammengefasst:

- hämolytische Transfusionsreaktionen
- Morbus haemolyticus neonatorum

3.3.1. Hämolytische Transfusionsreaktionen

Die Transfusion von Blut- und Blutbestandteilen ist nach wie vor die häufigste invasive therapeutische Prozedur im klinischen Alltag [64]. Etwa 1 % aller Transfusionen führt zu relevanten Nebenwirkungen, von denen wiederum etwa 5 % durch hämolytische Transfusionsreaktionen (HTR) verursacht werden. Das Risiko für eine tödlich verlaufende HTR wird heute als sehr selten angesehen. "2015 bis 2017 wurden dem Paul-Ehrlich-Institut insgesamt 209 Fehltransfusionen von Erythrozytenkonzentraten gemeldet. In 79 Fällen traten Transfusionsreaktionen auf, davon nahmen sechs einen tödlichen Verlauf. Die Häufigkeit von gemeldeten Fehltransfusionen insgesamt lag bei 19,3 bestätigten Fällen pro Million transfundierter Erythrozytenkonzentrate" [65], 2020 waren es drei Todesfälle bei 21 bestätigten HTR [66]. Akute hämolytische Transfusionsreaktionen (<24 Stunden; AHTR) entstehen wenn im Empfänger bereits Antikörper, wie die natürlicherweise vorkommenden ABO-Antikörper, vorhanden sind.

Pathogenese

HTR werden durch Transfusion inkompatibler Erythrozyten und seltener Plasma oder Plasmaprodukte, die Antikörper gegen Empfängererythrozyten enthalten, verursacht. Bei akuten hämolytischen Transfusionsreaktionen sind ursächliche Antikörper nachweisbar und können zu Beginn, während oder unmittelbar nach der Transfusion zur Hämolyse führen. Ursächlich kommt meist die Transfusion inkompatibler Erythrozyten (oder Plasma) in Frage.

Präexistente IgM-Isoagglutinine (Anti-A und Anti-B) führen zu massiver intravasaler Komplementaktivierung und Zerstörung der transfundierten RBC. Die Aktivierung der terminalen Komplementkaskade führt dabei zu RBC-Osmolyse durch den MAC. Die Masse an freigesetztem Hämoglobin überfordert die Bindungskapazität von Albumin, Haptoglobin und letztlich Hämopexin und führt zu Endorganschäden [67]. Freies Häm führt zu renaler Vasokonstriktion, Tubulusnekrose und akutem Nierenversagen. Inkomplette Komplementaktivierung wiederum führt zur Freisetzung von C3a und C5a, der Aktivierung von Mastzellen und der Freisetzung von Serotonin und Histamin. Lokal kommt es zur Aktivierung von Monozyten, Leukozyten und Endothelzellen, zur Freisetzung zahlreicher pro-inflammatorischer Zytokine (IL-1, TNF-α, IL-6, IL-8 u.a.), Anaphylatoxine, Endothelschaden mit kapillärer Durchlässigkeit sowie systemisch zu Vasodilatation, Hypotension, Fieber und Verbrauchskoagulopathie (DIC). Im extremen Fall kann dies bis zu Schock und Tod führen.

Inkomplette Komplementaktivierung und nichtkomplementaktivierende Antikörper führen zu C3b-Opsonisierung und extravasaler Immunhämolyse mit sukzessiver Phagozytose und der Entwicklung von (Mikro-)Sphärozyten. Diese Hämolysekomponenten entstehen z.B. bei Rhesusinkompatibilität zwischen 3 und 30 Tagen nach Transfusion.

Darüber hinaus entstehen im Rahmen einer Alloimmunisierung bzw. einer Alloimmunhämolyse gelegentlich Autoantikörper, die sich über eine längere Zeit nachweisen lassen. Die klinische Relevanz dieser Autoantikörper ist möglicherweise nur in der akuten Hämolysephase gegeben. Das Vorkommen dieser Autoantikörper darf nicht, wie früher vermutet wurde, zur Annahme führen, das Patienten mit AIHA häufig Alloantikörper bilden können.

Bei der verzögerten hämolytischen Transfusionsreaktion liegt bereits eine Immunisierung durch vorangegangene Transfusionen, allogene SZT oder Schwangerschaft vor; die Antikörper lassen sich vor der Transfusion allerdings nicht nachweisen. Durch die Transfusion wird die Antikörperbildung jedoch stimuliert (sekundäre Immunreaktion) und die gebildeten Antikörper reagieren mit den transfundierten (Antigen-positiven) Erythrozyten. Diese Reaktion ist in der Transfusionsmedizin praktisch nicht vermeidbar und führt meist nicht zu einem medizinischen Notfall.

Seltenere Transfusionsreaktionen können durch bei Thrombozytengabe übertragenes Spenderplasma mit präformierten Antikörpern, bei der hochdosierten Gabe intravenöser Immunglobuline vor allem in Patienten mit den Blutgruppen A oder AB (höhere Antigendichte von A auf RBC und höhere Anti-A-Titer in IvIg-Produkten) und durch nichtimmunologisch vermittelte Ursachen (gleichzeitige Gabe von Blut und hypo-osmolaren Lösungen, Transfusion von alten, zu warmen oder zu kalten Erythrozytenkonzentraten) entstehen.

Klinisches Bild

Die Symptomatik ist bei den hämolytischen Transfusionsreaktionen sehr variabel. Sie reicht von klinisch irrelevanter Hämolyse bis zum tödlichen Verlauf; die akute hämolytische Transfusionsreaktion (AHTR) ist klinisch meist wesentlich bedeutsamer als die verzögerte Reaktion (*"Delayed Haemolytic Transfusion Reaction"*, DHTR) (☞ Tab. 3.6).

AHTR
Akut (<24 Stunden): • Fieber, Schüttelfrost, Krämpfe, Flankenschmerzen, Hämoglobinurie, Hypotension, Tachykardie, Atemnot, "Gefühl des Ungemachs"*, Oligo-/Anurie; im Extremfall: Schock mit Nierenversagen und Blutungsneigung durch massive Gerinnungsstörung (disseminierte intravasale Gerinnung mit Verbrauchskoagulopathie)
DHTR
3-30 Tage nach Transfusion: • Schwäche/Fatigue, Blässe, Ikterus

Tab. 3.6: Klinik hämolytischer Transfusionsreaktionen. * Patienten berichten vom Gefühl des Ungemachs/drohenden Unheils (*"feeling of impending doom"*), das unbedingt ernst genommen werden muss.

Eine Besonderheit ist die DHTR bei Patienten mit langer Transfusionshistorie wie Sichelzellkrankheit (*"Sickle Cell Disease"*, SCD), Thalassämie oder Malaria. Bei diesen Patienten kommt es zu einer hyperhämolytischen Transfusionsreaktion durch eine Art Umfeldhämolyse (*"bystander haemolysis"*) autologer RBC. Diese Ereignisse können akut oder verzögert auftreten und resultieren meist in lebensbedrohlichen Hämolysen. Insbesondere bei SCD-Patienten sind die verzögerten hämolytischen Transfusionsreaktionen gefürchtet. Die Klinik kann der einer "typischen" vaso-okklusiven Krise ähneln und übersehen werden [68].

Differentialdiagnose

Die klinischen und die Laborbefunde sind von der Hämolyserate abhängig. Je nach Zellmenge können die Patienten bei massiver Hämolyse außer Hämolysezeichen (Anstieg der LDH, starke Verminderung der Haptoglobinkonzentration, später Anstieg des Bilirubins und der Retikulozyten) eine Gerinnungsstörung entwickeln. Differentialdiagnostisch kommen sowohl bei der akuten als auch bei der verzögerten Form verschiedene Reaktionen und Krankheitsbilder in Frage (☞ Tab. 3.7). Hinweisend auf eine hämolytische Transfusion ist eine zeitnahe Transfusion. Beweisend ist jedoch nur die Identifikation der ursächlichen Alloantikörper.

Akute hämolytische Transfusionsreaktion
• allergische, nicht-hämolytische Transfusionsreaktionen • septische Reaktionen • medikamentös induzierte Immunhämolyse • Lungenödem • Lungenembolie • toxisch bedingte Hämolyse • mechanisch bedingte Hämolyse • transfusionsassoziierte akute Lungeninsuffizienz (TRALI)
Verzögerte hämolytische Transfusionsreaktion
• Grunderkrankung-assoziierte Anämie und/oder Hyperbilirubinämie • Einblutung • Blutverlust • Leber- und/oder Gallenerkrankungen • Chimärismus (Transplantation)-induzierte Immunhämolyse • nicht-immunologisch bedingte Hämolyse • Autoimmunhämolyse vom Wärmetyp

Tab. 3.7: Differentialdiagnosen der hämolytischen Transfusionsreaktion.

Therapie

Die Therapie bei milder Hämolyse ist symptomatisch. Die Therapie bei hämolytischen Transfusionsreaktionen besteht grundsätzlich aus sofortiger Beendigung der Transfusion unter Beibehaltung des venösen Zuganges, der Sicherstellung der Blutkonserve und nach Möglichkeit Blutproben des Patienten vor und nach der Transfusion, der intensivmedizinischen Überwachung der Vitalfunktionen des betroffenen Patienten (Blutdruck, Puls, Atmung, Urinausscheidung/-farbe, Blutbild, Gerinnungsstatus und Blutgasanalyse), der Infusion einer Vollelektrolytlösung (Urinausscheidung >1 ml kg KG/h und je nach ZVD weitere Volumengaben) und Schocktherapie, ggf. Diureseunterstützung, Urinalkalisierung, Hyperkaliämietherapie, DIC-Therapie etc.; bei persistierender Anurie Dialysebehandlung und je nach fehltransfundierter Menge und Reaktionsschwere ggf. Blutaustauschtransfusion.

Die wichtigste Therapie ist die Vermeidung insbesondere AHTR durch adäquate Identifikation von Spender und Empfänger [69].

Der Benefit von Glukokortikoiden, Plasmaaustausch oder IvIg-Gaben ist wissenschaftlich nicht belegt.

Prognose

Massive AHTR führen häufig zu schwerwiegenden Komplikationen wie Nierenversagen, Schock, Verbrauchskoagulopathie und sogar bei 10 % zum Tode. Ohne schwerwiegende Komplikationen ist die Prognose nach der akuten Phase ausgesprochen günstig. Die hämolytische Transfusionsreaktion bei SCD-Patienten könnten diagnostisch und therapeutisch herausfordernd sein und erfordern meist eine interdisziplinäre Versorgung [68].

3.4. Morbus haemolyticus neonatorum

3.4.1. Pathogenese

Der Morbus haemolyticus neonatorum (MHN), englisch als "*Haemolytic Disease of the Fetus and Newborn*" (HDFN) bezeichnet, wird durch die Einwirkung mütterlicher IgG-Alloantikörper gegen die Erythrozyten des Kindes während der Schwangerschaft und/oder nach der Geburt verursacht [70]. Zur Entstehung muss eine Vorimmunisierung der Mutter gegen fetale kindliche Erythrozyten durch Bluttransfusionen oder Vorschwangerschaften vorliegen.

Die Erkrankung ist gekennzeichnet durch eine Anämie und Hyperbilirubinämie. Die schwersten Formen werden durch Rhesusantikörper, vor allem Anti-D ausgelöst. Anti-c-, Anti-K- und sehr selten Anti-E-Antiköper können ebenfalls die Entwicklung eines MHN hervorrufen. Zahlreiche andere mütterliche Allo-Antikörper verursachen nur selten schwere schwangerschaftsassoziierte IHA.

Nach Einführung der Rhesusprophylaxe durch Anti-D bei Rhesus-negativen Frauen ist der MHN selten geworden. Trotz Anti-D-Prophylaxe entwickeln 1-3 Frauen auf 1000 Geburten Anti-D-Alloantikörper; die Prävalenz der Allloimmunisierung liegt 1 in 1000 Schwangerschaften. Ohne Rhesusprophylaxe lag das Risiko einer Rhesusnegativen Frau, durch eine Schwangerschaft mit Rhesus-positiven Kindern immunisiert zu werden, bei ca. 12-17 %. Mit Hilfe der in den 1960ern eingeführten Prophylaxe liegt dieses Risiko derzeit unter 0,1 %.

Bei ABO-Inkompatibilität wird die Hämolyse durch den natürlichen IgG-Anteil der Isoantikörper gegen die Blutgruppenantigene A und/oder B verursacht. Am häufigsten liegt eine 0 (Mutter) / A (Kind)-Konstellation vor.

Obwohl ca. 20-25 % aller Schwangerschaften ABO-inkompatibel sind, wird ein MHN klinisch bei ABO-Inkompatibilität nur selten beobachtet (1:100 und mit schwerer Hämolyse 1:1000).

3.4.2. Klinisches Bild

Der MHN wird durch nicht-komplementaktivierende mütterliche IgG-Antikörper verursacht. Dies kann zu einer mehr oder minder ausgeprägten Anämie und ihren Folgeerscheinungen (intra- und/oder extrauterin durch Immunantikörper, aber nur extrauterin durch IgG-Anti-A und/oder -Anti-B) führen. Die Hämolyse ist von der Konzentration der Antikörper, Antigenität der fetalen Erythrozyten, Phagozytosekapazität der fetalen Makrophagen, Subklassen der Antikörper und Ausmaß der fetalen Erythropoesereaktion abhängig.

Als Folge des anämisch gesteigerten Erythrozytenumsatzes nehmen Leber und Milz an Größe zu. Bei starker intrauteriner Anämie kommt des durch die hyperdyname Zirkulation und in der Folge bei starkem Ausmaß zur Kardiomegalie und fetalem Hydrops. Durch Immunantikörper werden Leberzellen geschädigt und Hypoalbuminämie mit generalisierter Ödemneigung (Hydrops congenitus universalis) entsteht.

Postnatal entfällt die mütterliche Bilirubin-Elimination und die Hämolyse kann beim Kind wegen ungenügender Elimination von Bilirubin zu ausgeprägter Hyperbilirubinämie führen. Unbehandelt kann diese eine Stammganglien- und Hirnstammschädigung bewirken (Kernikterus).

Die stärksten intra- und extrauterinen Hämolysen werden durch Anti-D und seltener Anti-c und Anti-K verursacht. In etwa der Hälfte der Fälle ist die Hämolyse bei Anti-D mild. Die Neugeborenen entwickeln nur eine leichte Hyperbilirubinämie mit oder ohne Anämie, die keiner speziellen Behandlung bedarf.

In etwa 25 % der Fälle zeigen die Neugeborenen eine deutliche Anämie und Hepatosplenomegalie, jedoch ohne das Auftreten von Ödemen. Unbehandelt führt die fortschreitende Hämolyse nach Entbindung zu einer progredienten Hyperbilirubinämie und kann dann zu einer Schädigung der Stammganglien durch indirektes Bilirubin führen. Muskelschwäche bei den betroffenen Neugeborenen kann auf eine beginnende Enzephalopathie hindeuten. Mit zunehmender zerebraler Schädigung entwickeln die Kinder eine generalisierte (zerebrale) Spastik, Krampfanfälle, psychomotorische Beschwerden, Hörminderung, häufig respiratorische Insuffizienz und Lungenblutungen.

Etwa 25 % der betroffenen Feten entwickeln durch Anti-D bereits zwischen der 18. und 35. Schwangerschaftswoche oder später eine ausgeprägte Anämie mit einer Hämoglobinkonzentration unter 8 g/dl, die ohne Behandlung zu Hypoxie, Azidose, Splenomegalie, Lebervergrößerung mit hepatozellulärer Schädigung und Hypoalbuminämie führt. Dies kann weiter zu massiver Ödemneigung (Hydrops congenitus universalis) bei dem Feten führen. Weitere Komplikationen wie Lungenödem, Lungenblutung und Verbrauchskoagulopathie können zum Tode des Feten führen.

Außer Anti-D und Anti-c/Anti-K verursachen alle weiteren bisher beschriebenen Immunantikörper nur selten intra- oder extrauterine Hämolysen, die eine Behandlung mit Bluttransfusionen oder Austauschtransfusionen erfordern.

MHN bei ABO-Inkompatibilität wird in seltenen Fällen nach der Entbindung beobachtet. Nur bei einem Teil der Neugeborenen wird eine spezifische Therapie (meistens Phototherapie) erforderlich. Selten müssen betroffene Kinder transfundiert werden.

3.4.3. Differentialdiagnosen

Klinisch kommen differentialdiagnostisch sämtliche Anämien der Neugeborenen (Thalassämie, Kugelzellerkrankung, Lebererkrankung), Ikterus anderer Ursache und bei Hydrops renale und kardiale Ödeme in Frage. Durch optimale Überwachung und ggf. rechtzeitige intra- und extrauterine Transfusionstherapie sowie Phototherapie bei postmaternaler Hyperbilirubinämie kann das Auftreten bleibender Schäden verhindert werden. Die Prognose bei Hydrops congenitalis und Kernikterus ist ungünstig. Der größte Teil der Kinder mit ausgeprägter Enzephalopathie stirbt intrauterin bzw. innerhalb weniger Monate nach der Geburt.

3.5. Transplantationsinduzierte Immunhämolysen

3.5.1. Pathogenese

Es handelt sich meist um milde Hämolyseformen, die nach Knochenmark/Stammzell-Transplantation und seltener nach Organtransplantation durch ABO-Inkompatibilität (als "*passenger lymphocyte syndrome*" bezeichnet, bedingt durch mit dem Organ übertragene viable Spenderlymphozyten), Alloimmunisierung oder Autoimmunisierung auftreten und je nach Chimärismus und Immunisierung mehrere Tage, Wochen und Monate andauern können. Zunehmende Organ- und Stammzelltransplantationszahlen führen dazu, dass die durch Spenderlymphozyten vermittelte Immunhämolyse heutzutage keine Seltenheit mehr ist [64].

Die Hämolyse kommt sehr häufig nach ABO-inkompatiblen Transplantationen, meist in den ersten drei Wochen nach Transplantation (Knochenmark/Stammzellen > Herz-Lunge > Leber > Niere > Pankreas) vor. Im Gegensatz zur Knochenmark/Stammzelltransplantation (KMT/SZT) werden ABO-inkompatible Organe wegen der gehäuften Abstoßungsreaktionen bisher nur selten transplantiert.

Das Vorkommen von Immunhämolysen durch Immunantikörper von sensibilisierten Knochenmark-/Stammzellspendern, die in diesem Fall vor Transplantation Autoantikörper gegen Erythrozyten des Spenders selbst entwickelt haben, wird zunehmend beschrieben und ist nach KMT/SZT meist mit deutlicher Hämolyse assoziiert [22]. wAIHA- und cAIHA-Formen kommen nach KMT/SZT als Komplikation in 2-4 % der Fälle vor – wAIHA nach 6-18 Monaten und cAIHA-Formen nach 2-8 Monaten. Risikofaktoren für die Entwicklung einer IHA nach allogener KM/SZT sind nicht-maligne Transplantationsindikationen (z.B. aplastische Anämie), unverwandte Spender, HLA-Inkompatibilität, Konditionierungsprotokolle mit Alemtuzumab und die Entwicklung einer chronischen GvHD, CMV-Reaktivierung u.a..

3.5.2. Klinisches Bild

Das klinische Bild ist wie bei den hämolytischen Transfusionsreaktionen sehr variabel. Nach allogener KMT/SZT kann die Hämolyse ausgeprägt und im Einzelfall auch sehr therapierefraktär sein, abhängig vom Erfolg der Behandlung oben dargestellter Risikofaktoren.

3.5.3. Differentialdiagnosen

Differentialdiagnostisch kommen Grunderkrankung-assoziierte Anämie, aplastische Anämie, hämolytische Transfusionsreaktionen, nicht-immunologisch bedingte Hämolyse, medikamentös induzierte Hämolyse und nicht-transplantationsinduzierte Autoimmunhämolyse vom Wärmetyp in Frage.

3.5.4. Therapie

Die Behandlung der Post-Transplant AIHA ist meist schwieriger als bei primären AIHA-Formen. Glukokortikoide sind nicht sehr wirksam, mit Ansprechraten um 20 %. Rituximab scheint in der Erstlinientherapie wirksamer zu sein als in Folgelinien, so dass der frühzeitige Einsatz von Rituximab von vielen empfohlen wird. Sonstige – meist auf Fallberichten fußende – Therapieempfehlungen beinhalten Daratumomab, Bortezomib, Sirolimus, Eculizumab und andere [22].

3.6. Literatur

1. Berentsen S. How I manage cold agglutinin disease. Br J Haematol 2011;153(3):309-17.

2. Al-Samkari H, AW Loren, AI Lee. The case for classical haematology: the impact of a name and the future of a field. Lancet Haematol 2022;9(6):e455-e459.

3. Barcellini W, B Fattizzo. The changing landscape of autoimmune hemolytic anemia. Front Immunol 2020; 11:946.

4. Barcellini W. New insights in the pathogenesis of autoimmune hemolytic anemia. Transfus Med Hemother 2015;42(5):287-93.

5. Fattizzo B et al. Prognostic impact of bone marrow fibrosis and dyserythropoiesis in autoimmune hemolytic anemia. Am J Hematol 2018;93(4):E88-E91.

6. Jager U et al. Diagnosis and treatment of autoimmune hemolytic anemia in adults: Recommendations from the First International Consensus Meeting. Blood Rev 2020; 41:100648.

7. Hill QA, A Hill, S Berentsen. Defining autoimmune hemolytic anemia: a systematic review of the terminology used for diagnosis and treatment. Blood Adv 2019; 3(12):1897-1906.

8. Hill QA et al. Guidelines on the management of drug-induced immune and secondary autoimmune, haemolytic anaemia. Br J Haematol 2017;177(2):208-220.

9. Barcellini W, B Fattizzo, A Zaninoni. Management of refractory autoimmune hemolytic anemia after allogeneic hematopoietic stem cell transplantation: current perspectives. J Blood Med 2019;10:265-278.

10. Hwang SR, AN Saliba, AP Wolanskyj-Spinner. Immunotherapy-associated autoimmune hemolytic anemia. Hematol Oncol Clin North Am 2022;36(2):365-380.

11. Barcellini W, JA Giannotta, B Fattizzo. Autoimmune Complications in hematologic neoplasms. Cancers (Basel) 2021;13(7).

12. Dacie SJ. The immune haemolytic anaemias: a century of exciting progress in understanding. Br J Haematol 2001;114(4):770-85.

13. Gehrs BC, RC Friedberg. Autoimmune hemolytic anemia. Am J Hematol 2002;69(4):258-71.

14. Ravetch JV, JP Kinet. Fc receptors. Annu Rev Immunol 1991;9:457-92.

15. Ehlenberger AG, V Nussenzweig. The role of membrane receptors for C3b and C3d in phagocytosis. J Exp Med 1977;145(2):357-71.

16. Berentsen S, T Sundic. Red blood cell destruction in autoimmune hemolytic anemia: role of complement and potential new targets for therapy. Biomed Res Int 2015; 2015:363278.

17. Zantek ND et al. The direct antiglobulin test: a critical step in the evaluation of hemolysis. Am J Hematol 2012; 87(7):707-9.

18. Parker V, CA Tormey. The Direct Antiglobulin Test: Indications, interpretation, and pitfalls. Arch Pathol Lab Med 2017;141(2):305-310.

19. Hopkins C, TK Walters. Thermal amplitude test. Immunohematology 2013;29(2):49-50.

20. Raos M et al. The role of serological and molecular testing in the diagnostics and transfusion treatment of autoimmune haemolytic anaemia. Blood Transfus 2022; 20(4):319-328.

21. Barcellini W, B Fattizzo. How I treat warm autoimmune hemolytic anemia. Blood 2021;137(10):1283-1294.

22. Berentsen S, W Barcellini. Autoimmune hemolytic anemias. N Engl J Med 2021;385(15):1407-1419.

23. Brodsky RA. Warm autoimmune hemolytic anemia. N Engl J Med 2019;381(7):647-654.

24. Audia S et al. Evans' Syndrome: From diagnosis to treatment. J Clin Med 2020;9(12).

25. Fattizzo B et al. Difficult cases of autoimmune hemolytic anemia: A challenge for the internal medicine specialist. J Clin Med 2020;9(12).

26. Motta I et al. Autoimmune hemolytic anemia as a complication of congenital anemias. A case series and review of the literature. J Clin Med 2021;10(15).

27. Barcellini W et al. New insights in autoimmune hemolytic anemia: From pathogenesis to therapy stage 1. J Clin Med 2020;9(12).

28. Barcellini W, J Giannotta, B Fattizzo. Autoimmune hemolytic anemia in adults: primary risk factors and diagnostic procedures. Expert Rev Hematol 2020;13(6): 585-597.

29. Weyant RB et al. *Pneumocystis jirovecii*: a review with a focus on prevention and treatment. Expert Opin Pharmacother 2021;22(12):1579-1592.

30. Visco C et al. Autoimmune cytopenias in chronic lymphocytic leukemia. Am J Hematol 2014;89(11): 1055-62.

31. Fattizzo B, W Barcellini. Autoimmune cytopenias in chronic lymphocytic leukemia: Focus on molecular aspects. Front Oncol 2019;9:1435.

32. Hill A, QA Hill. Autoimmune hemolytic anemia. Hematology Am Soc Hematol Educ Program 2018;2018(1): 382-389.

33. Steensma DP. Does clonal hematopoiesis explain unexplained anemia? Blood 2020;135(14):1080-1082.

34. Barcellini W et al. Clinical evolution of autoimmune cytopenias to idiopathic cytopenias/dysplasias of uncertain significance (ICUS/IDUS) and bone marrow failure syndromes. Am J Hematol 2017;92(3):E26-E29.

35. Randen U et al. Primary cold agglutinin-associated lymphoproliferative disease: a B-cell lymphoma of the bone marrow distinct from lymphoplasmacytic lymphoma. Haematologica 2014;99(3):497-504.

36. Malecka A et al. Cold agglutinin-associated B-cell lymphoproliferative disease shows highly recurrent gains of chromosome 3 and 12 or 18. Blood Adv 2020; 4(6):993-996.

37. Berentsen S. How I treat cold agglutinin disease. Blood 2021;137(10):1295-1303.

38. Ulvestad E et al. Clinical immunology of chronic cold agglutinin disease. Eur J Haematol 1999;63(4):259-66.

39. Berentsen S, U Randen, GE Tjonnfjord. Cold agglutinin-mediated autoimmune hemolytic anemia. Hematol Oncol Clin North Am 2015;29(3):455-71.

40. Berentsen S et al. Rituximab for primary chronic cold agglutinin disease: a prospective study of 37 courses of therapy in 27 patients. Blood 2004;103(8):2925-8.

41. Schollkopf C et al. Rituximab in chronic cold agglutinin disease: a prospective study of 20 patients. Leuk Lymphoma 2006;47(2):253-60.

42. Berentsen S et al. Bendamustine plus rituximab for chronic cold agglutinin disease: results of a Nordic prospective multicenter trial. Blood 2017;130(4):537-541.

43. Berentsen S et al. Cold agglutinin disease revisited: a multinational, observational study of 232 patients. Blood 2020;136(4):480-488.

44. Rossi G et al. Short course of bortezomib in anemic patients with relapsed cold agglutinin disease: a phase 2 prospective GIMEMA study. Blood 2018;132(5):547-550.

45. Pasquale R et al. Bortezomib in autoimmune hemolytic anemia and beyond. Ther Adv Hematol 2021;12:20406207211046428.

46. Jalink M et al. Effect of ibrutinib treatment on hemolytic anemia and acrocyanosis in cold agglutinin disease/cold agglutinin syndrome. Blood 2021;138(20):2002-2005.

47. Schuetz C et al. Daratumumab in life-threatening autoimmune hemolytic anemia following hematopoietic stem cell transplantation. Blood Adv 2018;2(19):2550-2553.

48. Tomkins O et al. Daratumumab for disabling cold agglutinin disease refractory to B-cell directed therapy. Am J Hematol 2020.

49. Zaninoni A et al. The immunomodulatory effect and clinical efficacy of daratumumab in a patient with cold agglutinin disease. Front Immunol 2021;12:649441.

50. Dhillon S. Sutimlimab: First approval. Drugs 2022; 82(7):817-823.

51. Roth A et al. Sutimlimab in cold agglutinin disease. N Engl J Med 2021;384(14):1323-1334.

52. Roth A et al. Sutimlimab in patients with cold agglutinin disease: results of the randomized placebo-controlled phase 3 CADENZA trial. Blood 2022;140(9):980-991.

53. Berentsen S. New insights in the pathogenesis and therapy of cold agglutinin-mediated autoimmune hemolytic anemia. Front Immunol 2020;11:590.

54. Yazdanpanah N, N Rezaei. Autoimmune complications of COVID-19. J Med Virol 2022;94(1):54-62.

55. Fattizzo B et al. Complement mediated hemolytic anemias in the COVID-19 era: Case series and review of the literature. Front Immunol 2021;12:791429.

56. Zeller MP et al. Paroxysmal cold hemoglobinuria: a difficult diagnosis in adult patients. Transfusion 2017; 57(1):137-143.

57. Shanbhag S, J Spivak. Paroxysmal cold hemoglobinuria. Hematol Oncol Clin North Am 2015;29(3):473-8.

58. Cooling LL. Kids, colds, and complement: Paroxysmal cold hemoglobinuria. Transfusion 2017;57(6):1332-1335.

59. Heddle NM. Acute paroxysmal cold hemoglobinuria. Transfus Med Rev 1989;3(3):219-29.

60. Garratty G. Immune hemolytic anemia caused by drugs. Expert Opin Drug Saf 2012;11(4):635-42.

61. Garratty G. Immune hemolytic anemia associated with drug therapy. Blood Rev 2010;24(4-5):43-50.

62. Leger RM, PA Arndt, G Garratty. How we investigate drug-induced immune hemolytic anemia. Immunohematology 2014;30(2):85-94.

63. Kroll MH, C Rojas-Hernandez, C Yee. Hematologic complications of immune checkpoint inhibitors. Blood 2022;139(25):3594-3604.

64. Panch SR, C Montemayor-Garcia, HG Klein. Hemolytic transfusion reactions. N Engl J Med 2019;381(2): 150-162.

65. Bundesgesundheitsblatt Gesundheitsforschung Gesundheitsschutz 2019;62(9):1140-1143.

66. Funk MB, Müller S. Auswertung der Meldungen von Reaktionen und Zwischenfällen nach § 63i AMG. 2021; Available from: www.pei.de/haemovigilanzbericht.

67. Vallelian F, PW Buehler, DJ Schaer. Hemolysis, free hemoglobin toxicity, and scavenger protein therapeutics. Blood 2022;140(17):1837-1844.

68. Hendrickson JE, RM Fasano. Management of hemolytic transfusion reactions. Hematology Am Soc Hematol Educ Program 2021;2021(1):704-709.

69. Dzik WH. Emily Cooley Lecture 2002: transfusion safety in the hospital. Transfusion 2003;43(9):1190-9.

70. de Haas M et al. Haemolytic disease of the fetus and newborn. Vox Sang 2015;109(2):99-113.

71. Gelbenegger G, Jäger U, Fillitz M, Schörgenhofer Ch, Sillaber Ch, Jilma B. Sustained hematologic remission after discontinuation of sutimlimab treatment in patients with cold agglutinin disease. Blood Adv 2023;7(10): 1987-1990.

Mikroangiopathisch-hämolytische Anämien

4. Mikroangiopathisch-hämolytische Anämien

Thrombotische Mikroangiopathien (TMA) können Ursache einer hämolytischen Anämie sein. Beim Durchgang durch teilthrombosierte Arteriolen und Kapillaren können die Erythrozyten großen Scherkräften ausgesetzt sein, was schließlich zur Fragmentation führt. Morphologisches Korrelat der TMA im Blutausstrich sind Fragmentozyten (syn. Schistozyten, ☞ Abb. 4.1). Daneben bestehen:

- Organschäden durch disseminierte Thrombosierung von Arteriolen und Kapillaren
- Thrombozytopenie infolge Verbrauchs
- Coombs-negativ, mikroangiopathische, intravasal-hämolytische Anämie.

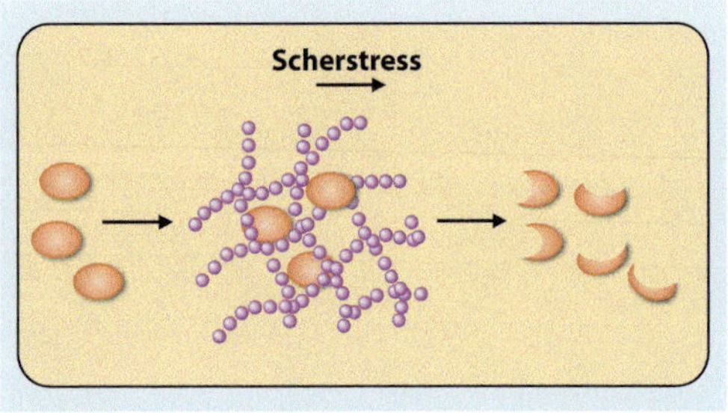

Abb. 4.1: Fragmentozyten (syn. Schistozyten) entstehen durch mechanische Schädigung der Zellmembran, z.B. beim Auftreffen auf Fibrinstränge unter hohen Scherkräften in teilthrombosierten Arteriolen.

Die wichtigsten Vertreter dieser Gruppe sind die thrombotisch-thrombozytopenische Purpura (TTP) und das hämolytisch-urämische Syndrom (HUS, ☞ Tab. 4.1). Die klinische und labordiagnostische Abgrenzung dieser Erkrankungen war lange problematisch. Anfangs dominierten die in den Erstbeschreibungen genannten Symptome die Definition der Syndrome: Eli Moschcowitz beschrieb die TTP 1924 am Fall eines 16jährigen Mädchens mit hämolytischer Anämie, Petechien und Fieber, gefolgt von rasch voranschreitenden neurologischen Ausfallserscheinungen, Koma und Tod. Conrad von Gasser arbeitete dagegen bei seiner Erstbeschreibung des HUS an einer Serie von fünf Kindern eine klinische Trias aus hämolytischer Anämie, Thrombozytopenie und Nierenversagen heraus.

Die klinische Ähnlichkeit beider Syndrome erschwert bis heute die Diagnose bei akuter Erstmanifestation. Gemeinsamkeiten und Überschneidungen gibt es auch mit anderen Erkrankungen, die mit thrombotischen Mikrozirkulationsstörungen und hämolytischer Anämie einhergehen können (☞ Tab. 4.1). Daneben kann Erythrozytenfragmentation auch Folge strukturell veränderter Herzklappen, mechanischen Klappenprothesen und schwerer Atherosklerose sein.

Thrombotisch-thrombozytopenische Purpura (TTP)

• Hereditäre TTP (hTTP)
• Autoimmun-TTP (iTTP)
• Nicht-idiopathische thrombotische Mikroangiopathien (TMA)
  - Transplantationsassoziierte (TA-TMA)
  - Medikamentös bedingte (DI-TMA)

Hämolytisch-urämisches Syndrom (HUS)
• Typisches, Diarrhoe-assoziiertes (DHUS) • Atypisches HUS (AHUS)
Überlappungsformen zu anderen Erkrankungen
• Disseminierte intravasale Gerinnung (DIC) • Antiphospholipid-Antikörpersyndrom (APS) • HELLP-Syndrom (*Haemolysis, Elevated Liver Enzymes, Low Platelets*)

Tab. 4.1: Ursachen mikroangiopathisch-hämolytischer Anämien.

4.1. Thrombotisch-thrombozytopenische Purpura

4.1.1. Ätiologie und Pathophysiologie

Die TTP beruht auf einem Mangel an ADAMTS13 (*Adisintegrin And Metalloprotease with Thrombospondin type 1 repeats*). ADAMTS13 ist eine Protease, die den von-Willebrand-Faktor (vWF) spaltet und so dessen Molekülgröße reguliert [1] (☞ Abb. 4.2). ADAMTS13 wird in der Leber synthetisiert und wird durch Konformationsänderung aktiviert [2]. Im Plasma von TTP-Patienten ist die Aktivität dieser Protease stark reduziert [3].

Der vWF ist das größte Protein im menschlichen Plasma. Seine kleinste Untereinheit, der sog. Pro-

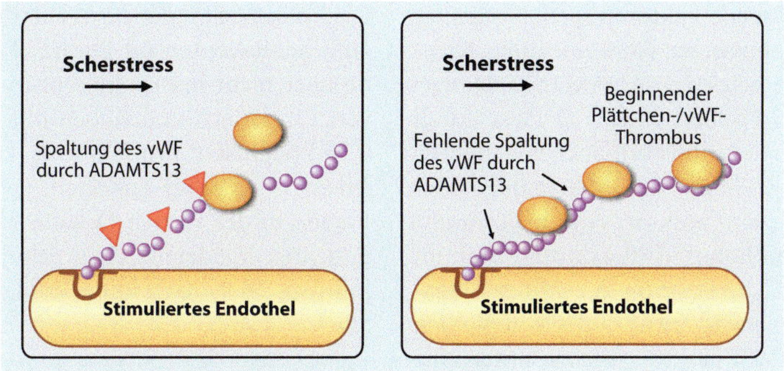

Abb. 4.2: Modell zur Pathophysiologie des ADAMTS13-Mangels.

vWF, ist ein Protein von 2050 Aminosäuren. Es wird in Endothelzellen synthetisiert und dort über Bildung von Disulfidbrücken zunächst zu Dimeren, später zu hochmolekularen Multimeren von bis zu 20.000 kDa verknüpft. Nach Sekretion erfolgt die limitierte Degradation der hochmolekularen Multimere durch die vWF-spaltende Protease ADAMTS13. Im Plasma von TTP-Patienten finden sich häufig ungewöhnliche große vWF-Multimere [4], die eine besonders hohe Affinität zum thrombozytären vWF-Rezeptor, Glykoprotein Ib/IX, aufweisen.

Bei der **hereditären TTP (hTTP)** besteht ein genetisch bedingter Mangel der vWF-spaltenden Protease, ADAMTS13. Mutationen im *ADAMTS13*-Gen auf Chromosom 9q34 werden autosomal rezessiv vererbt [5]. Im internationalen hTTP-Register (ttpregistry.net) wurden zahlreiche Mutationen identifiziert, von denen die häufiger auftretende Frameshift-Mutation c4143_4144dupA mit früher Erstmanifestation vor dem 3. Lebensmonat assoziiert ist [6]. Bei den meisten Patienten werden jeweils zwei heterozygote Mutationen gefunden (*compound* heterozygot). Die residuelle ADAMTS13-Aktivität beträgt dann in der Regel ≤10 %.

Ursache der **immunvermittelten TTP (iTTP)** ist typischerweise ein erworbener Mangel der gleichen vWF-spaltenden Protease, ADAMTS13, infolge der Bildung von Autoantikörpern [7]. Die residuelle ADAMTS13-Aktivität beträgt meist <5 % und in einem Teil der Patienten werden neutralisierende Anti-ADAMTS13-Antikörper der Klasse IgG oder IgM gefunden.

Eine sekundäre, **nicht-idiopathische TMA** kann durch Medikamente (z.B. Ticlopidin, Clopidogrel, Ciclosporin A, Mitomycin C) ausgelöst werden [8]. Es werden Mechanismen der Endothelschädigung oder Thrombozytenaktivierung als Ursache vermutet. Auch nach hämatopoetischer Stammzelltransplantation oder Organtransplantation tritt ein TMA-ähnliches Syndrom auf, als dessen Ursache sowohl prädisponierende Faktoren des Empfängers als auch toxische und inflammatorische Auslöser diskutiert werden [9].

Der **ADAMTS13-Mangel** bei der kongenitalen und idiopathischen TTP resultiert in einer verminderten Spaltung des vWF nach dessen Sekretion aus Endothelzellen und so zum Auftreten ungewöhnlicher großer vWF-Multimere (☞ Abb. 4.3). Die hohe Affinität der hochmolekularen vWF-Multimere zu Thrombozyten ist vermutlich für die disseminierte Thrombosierung kleiner Gefäße verantwortlich.

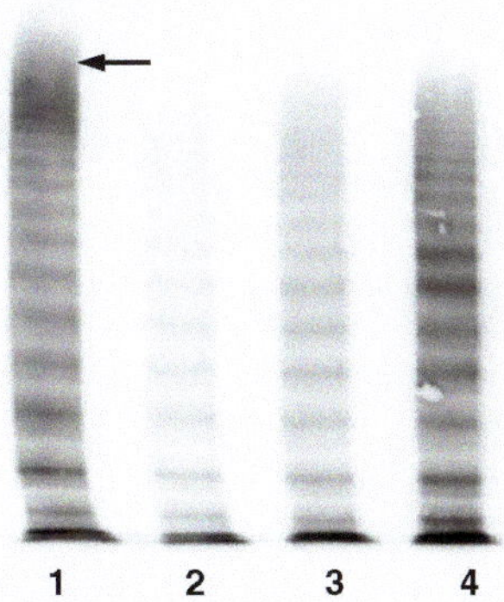

Abb. 4.3: Ungewöhnlich große Multimere infolge Fehlender Spaltung bei ADAMTS13-Mangel.
Spur 1: Patient mit TTP (hochmolekulare Multimere durch Pfeil markiert). **Spur 2 und 3**: Patienten mit von Willebrand-Syndrom. **Spur 4:** Normalplasma.
Abbildung: Prof. Dr. med. U. Budde, Hamburg, mit freundlicher Genehmigung.

Zusätzliche auslösende Faktoren spielen offenbar in der Manifestierung einer TMA eine Rolle. Nicht immer führt ein schwerer ADAMTS13-Mangel unmittelbar zum Vollbild einer TTP, was durch die späte Erstmanifestation bei manchen Patienten belegt wird [6]. Auch im Mausmodell der ADAMTS13-Defizienz kommt es nur in bestimmten Stämmen (mit hoher vWF-Konzentration im Plasma) und nach Exposition gegenüber Shiga-Toxin zu klinischen Zeichen und histologischen Veränderungen der TTP [10]. Auch könnten eine hereditäre oder erworbene Thrombophilie die Manifestation begünstigen. So war in einer Studie Risiko das einer iTTP bei Trägern der Variante Faktor-V-Leiden (G1691A) mit einer *Odds Ratio* von 17 deutlich erhöht [11].

Histologische Veränderungen sind bei der TTP typischerweise in den Arteriolen und Kapillaren von Herz, Pankreas, Nieren, Nebennieren und Zentralnervensystem zu finden (☞ Abb. 4.4). Die hyalinen Thromben bestehen überwiegend aus Thrombozyten und enthalten reichlich vWF, aber wenig Fibrin.

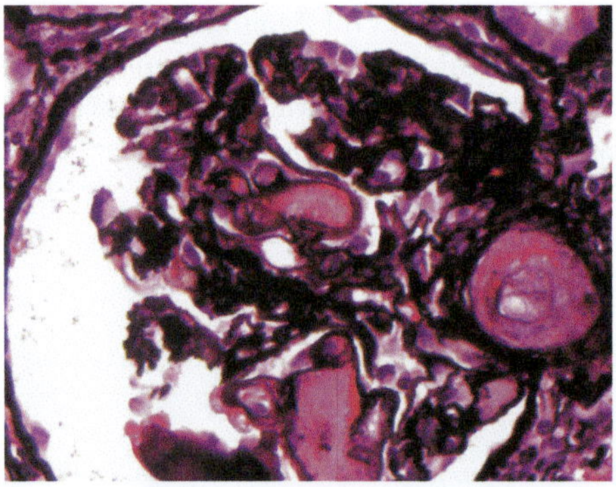

Abb. 4.4: Thrombotische Mikroangiopathie der Niere. Färbung nach Jones, Vergrößerung 400- fach. Abbildung: Dr. med. J. Becker und Prof. Dr. med. H. H. Kreipe, Hannover, mit freundlicher Genehmigung.

4.1.2. Klinik

In frühen Arbeiten wurde ein für die TTP charakteristischer Komplex von fünf klinischen Zeichen herausgearbeitet:

- Thrombozytopenie
- hämolytische Anämie mit Fragmentozyten
- neurologische Störungen
- Nierenfunktionsstörungen
- Fieber

Die klassische Pentade tritt allerdings nur bei etwa 40 % der Patienten auf. Die hTTP manifestiert sich oft aber nicht immer im frühen Kindesalter und verläuft danach in Schüben mit durchschnittlich 0,36 Ereignissen pro Jahr [12]. Die iTTP kann in jedem Lebensalter auftreten, gehäuft jedoch bei Frauen in der vierten Dekade. Die Mehrheit der Patienten erleidet nur einen Schub, Rezidive treten in bis zu 36 % nach initial erfolgreicher Therapie auf.

Die **klinischen Symptome** sind unspezifisch. Der Allgemeinzustand kann gut, aber auch schwer reduziert sein. Meist finden sich Zeichen der **Anämie** (Blässe, Tachykardie) und ein **Ikterus. Neurologische Symptome** treten bei ca. 60 % der Patienten auf und schließen Kopfschmerzen, Verwirrtheit, Aphasie, Paresen, Sehstörungen, Krampfanfälle und Vigilanzstörungen bis hin zum Koma ein. **Fieber** tritt bei einem Drittel der Patienten auf. Gelegentlich kommt es infolge der Thrombozytopenie zu **Blutungszeichen** wie Petechien, Hämatome, Nasenbluten, gastrointestinale Blutungen, Hämaturie, Menorrhagie. Etwa 10 % der Patienten berichten akute **Bauchschmerzen** als Zeichen einer Pankreasbeteiligung oder viszeralen Ischämien.

4.1.3. Diagnostik

Abb. 4.5 zeigt einen diagnostischen Algorithmus zur Abklärung mikroangiopathisch-hämolytischer Anämien. Bei fast allen Patienten finden sich zum Zeitpunkt der Erstdiagnose Zeichen der **hämolytischen Anämie** sowie eine **Thrombozytopenie.** Die Thrombozytenzahl liegt dabei häufig unter 20/nl, die Anämie ist ebenfalls meist schwer. Als Zeichen der Hämolyse sind LDH, ASAT, freies Hämoglobin und Bilirubin erhöht, das Haptoglobin erniedrigt. Der Coombs-Test ist in Abgrenzung zur autoimmun-hämolytischen Anämie negativ. Die Globalteste der plasmatischen Gerinnung sind typischerweise normal, was in der Abgrenzung zur disseminierten intravasalen Gerinnung (DIC) hilfreich sein kann.

Der wichtigste diagnostische Hinweis sind meist **Fragmentozyten** im peripheren Blutausstrich. Der Anteil von Fragmentozyten an den Erythrozyten beträgt meist 1-20 %, während er bei gesunden Individuen in der Regel unter 0,1 % liegt.

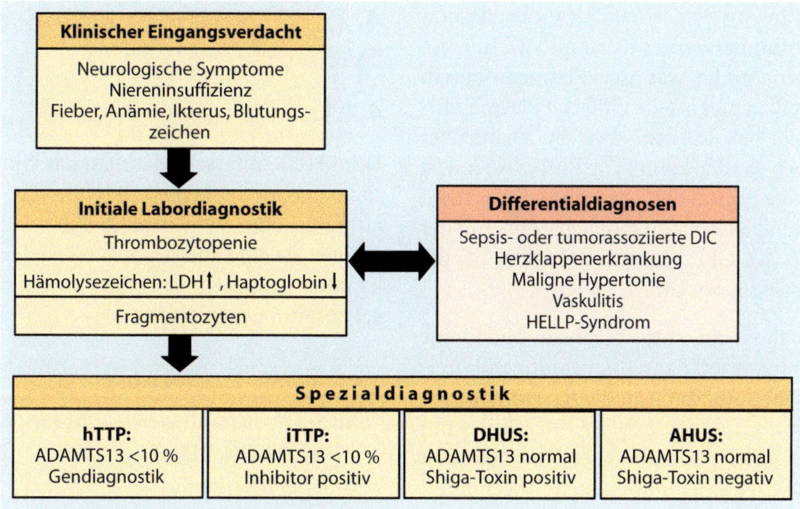

Abb. 4.5: Vorschlag eines diagnostischen Algorithmus.

Die Bestimmung der **ADAMTS13-Aktivität** im Plasma erfolgte klassisch durch Inkubation mit gereinigtem oder rekombinantem vWF, dessen Degradation durch eine Multimeranalyse oder funktionelle Teste nachgewiesen wurde [13]. Neuere Teste bedienen sich minimaler, rekombinant hergestellter Substrate, sind deutlich weniger aufwändig und zunehmend verbreitet. Sie sind auch für die Akutdiagnostik geeignet, so dass die früher gemachte Empfehlung einer raschen ersten Plasmapherese schon vor Abschluss der Diagnostik nicht mehr uneingeschränkt gilt. Eine ADAMTS13-Aktivität <10% spricht für eine TTP. Eine normale oder nur leicht reduzierte ADAMTS13-Aktivität spricht bei Zeichen der TMA für ein HUS. Eine leichte Reduktion der ADAMTS13-Aktivität wird auch bei Leberfunktionsstörungen, entzündlichen und malignen Erkrankungen sowie in der Schwangerschaft und bei Neugeborenen beobachtet. Auch in der Nachsorge einer iTTP kann die Bestimmung der ADAMTS13-Aktivität hilfreich sein. Eine anhaltende Erniedrigung der ADAMTS13-Aktivität nach Erreichen einer klinischen Remission ist mit einem erhöhten Rezidivrisiko verknüpft [14].

Anti-ADAMTS13-Antikörper können die proteolytische ADAMTS13-Aktivität inhibieren (inhibitorische Antikörper) oder die Clearance des ADAMTS13-Proteins beschleunigen (nicht-inhibitorische Antikörper). Plasma-Mischversuche können nur inhibitorische Antikörper detektieren, während im ELISA auch nicht-inhibitorische Antikörper nachgewiesen werden.

Molekulargenetische Diagnostik ist sinnvoll bei hTTP und beim AHUS (siehe unten), vor allem um in Registern die Aufklärung phänotypischer Variabilität weiter voranzubringen.

4.1.4. Therapie

Hereditäre TTP

Plasmainfusion: Der ADAMTS13-Mangel bei hTTP kann durch Infusion von gefrorenem Frischplasma (GFP)oder Solvent/Detergenz-behandeltem Plasma (S/D-Plasma) behandelt werden [15]. Durch die Plasmatherapie werden Krankheitsschübe effizient durchbrochen bzw. verhindert. Prophylaktische Plasmainfusionen erfolgen meist alle 2-3 Wochen in einer Dosierung von 5-10 ml/kg KG. Die Halbwertszeit von ADAMTS13 beträgt unter normalen Umständen 2-3 Tage. Die Verwendung von S/D-Plasma erhöht die Sicherheit der Behandlung in Bezug auf Infektionsübertragung durch das Blutprodukt bei gleicher Wirksamkeit.

Rekombinantes ADAMTS13 (TAK-755) ist in der klinischen Erprobung [16].

Idiopathische TTP

Plasmaaustausch mittels Apherese ist die klassische Therapie der iTTP. Er dient sowohl der Zufuhr von ADAMTS13 als auch der Entfernung von Autoantikörpern gegen ADAMTS13. Er wird anfangs ein oder sogar zwei Mal täglich durchgeführt, wobei das Ein- bis Anderthalbfache des Plasmavolumens infundiert wird (40-60 ml/kg). In einer kontrollierten Studie war der Plasmaaustausch signifikant effizienter als die einfache Plasmainfusionstherapie, bei der nur etwa ein Drittel der Dosis gegeben werden kann [17]. Entscheidend ist der frühzeitige Beginn der Therapie. Ist dies nicht innerhalb weniger Stunden möglich, sollte mit der Transfusion von GFP begonnen werden, bis die Plasmapherese starten kann.

Caplacizumab ist ein Anti-vWF-Nanobody (eine einzelne, humanisierte variable Immunglobulin-Domäne). Durch Bindung an die A1-Domäne des vWF inhibiert Caplacizumab die Interaktion mit Thrombozyten. Caplacizumab verkürzt die Zeit bis zum Erreichen einer Remission und verhindert Exazerbationen, wie sie unter Plasmapherese häufiger gesehen werden [18]. Es wird in einer Dosierung von 10 mg (initial intravenös, dann 1 Mal täglich subkutan) während der Plasmapherese und für 30 Tage danach eingesetzt. Zunehmend wird Caplacizumab auch anstelle der Plasmapherese eingesetzt [19]. Unter der Therapie mit Caplacizumab kann die ADAMTS13-Aktivität mit den üblichen Testen überwacht werden, so dass das Einsetzen einer Remission beurteilt werden kann.

Kriterien der Remission sind in erster Linie die Normalisierung der Thrombozytenzahl, daneben aber auch ADAMTS13, LDH, neurologischer Status und Nierenfunktion. Die Behandlungsdauer mit Plasmapherese bis zur Remission betrug meist zwischen 3 und 90 Zyklen [20], für Caplacizumab. Eine frühzeitige Beendigung der Plasmapherese war in Fallserien mit einem hohen Rezidivrisiko behaftet, weshalb die Behandlung häufig über mehrere Tage "ausgeschlichen" wurde. Mit der Verfügbarkeit von Caplacizumab hat sich der Stellenwert der Plasmapherese stark reduziert.

Eine **Immunsuppression** erscheint bei iTTP theoretisch sinnvoll, da es sich um eine Autoimmunerkrankung handelt. Kontrollierte Studien, die eine Wirksamkeit belegen könnten, fehlen aber. Britische Leitlinien empfehlen die Gabe von Steroiden in der Erstlinientherapie (z.B. Methylprednisolon 1 g i.v. für drei Tage) [21], daneben kommt auch Rituximab zum Einsatz [22]. Auch mit Einführung von Caplacizumab sprechen sich Experten weiterhin für eine Immunsuppression aus [23, 24].

4.2. Hämolytisch-urämisches Syndrom

4.2.1. Ätiologie und Pathophysiologie

Beim HUS unterscheidet man das typische, Diarrhoe-assoziierte HUS (DHUS), das endemisch auftreten kann, vom atypischen HUS (AHUS), das seltener ist und meist schwerer verläuft. Die bekannten Ursachen für beide Formen sind in Tab. 4.2 zusammengefasst.

DHUS
Shiga-Toxin-produzierende Mikroorganismen • *E. coli* (STEC, EHEC) • *Shigella dysenteriae* • *Citrobacter freundii*
AHUS
• Komplement-Regulationsstörung durch Genvarianten in - Komplement-Faktor H (CFH) - Komplement-Faktor I (CFI) - Membran-Cofaktor-Protein (MCP, CD46) - Komplement-Faktor B (CFB) - Komplementkomponente C3 - Andere • Komplementregulationsstörung durch Autoantikörper - Anti-Faktor-H-Antikörper • Neuraminidase-produzierende Pneumokokken

Tab. 4.2: Ätiologie des HUS.

Das **DHUS** wird verursacht durch Shiga-Toxin-bildende Mikroorganismen, von denen die enterohämorrhagische *Escherichia coli* (EHEC, STEC) am häufigsten ist [25]. Die Übertragung erfolgt meist durch kontaminierte Lebensmittel und Wasser. Daneben ist aber auch die direkte Übertragung möglich. Im Jahr 2011 kam es in Norddeutschland zu einem Ausbruch des STEC-Serotyps O104:H4 mit fast 4000 Fällen, von denen 22 % ein DHUS entwickelten [26].

Die **Shiga-Toxine** 1 und 2 sind klassische AB-Toxine, deren B-Untereinheiten an Globotriaosylceramid binden, ein Glykosphingolipid auf Monozyten, Thrombozyten sowie mikrovaskulären Endothelzellen von Niere und Gehirn. Nach Internalisierung der A-Untereinheit in die Zelle kommt es in höheren Konzentrationen zu einer Inhibition der Proteinbiosynthese und schließlich zur Apoptose.

Schon in niedrigeren Konzentrationen induzieren Shiga-Toxine die Expression von Chemokinen und Zytokinen in Monozyten und Endothelzellen, darunter Tumor-Nekrosefaktor-α, Interleukin (IL)-1, IL-6 und IL-10. In diesem entzündlichen Milieu wird die Expression von Gewebefaktor (*Tissue Factor*) vor allem auf aktivierten Monozyten gefördert. Gewebefaktor aktiviert nach Bindung von Gerinnungsfaktor VII die extrinsische Gerinnungskaskade. Daneben stimuliert Shiga-Toxin 1 auch die Freisetzung von hochmolekularen vWF-Multimeren aus Endothelzellen und kann Thrombozyten aktivieren. Diese prokoagulatorischen Veränderungen tragen zur mikrovaskulären Thrombosierung bei.

Histopathologisch findet man die thrombotische Mikroangiopathie vor allem in den Nieren, selten auch in Pankreas, Gehirn und Nebennieren. Im Gegensatz zur TTP sind die Thromben reich an Fibrin und enthalten weniger Thrombozyten und vWF. Daneben finden sich Zeichen der Endothelzellaktivierung; die Endothelien können so geschwollen sein, dass sie das Kapillarlumen nahezu verschließen.

Das AHUS tritt familiär und sporadisch auf. In etwa 15-20 % der Fälle finden sich Mutationen im komplementregulierenden Faktor H [27]. Faktor H reguliert die Komplementkomponente C3b auf zwei Wegen: er unterstützt die Bindung an Serinprotease Faktor I (CFI) und beschleunigt so den Abbau von C3b; und er beschleunigt den Abbau der C3-Konvertase, in dem er das Bb-Fragment des Komplementfaktors B (CFB) verdrängt und C3b dem Abbau durch das Membran-Cofaktor-Protein (MCP) zuführt (☞ Abb. 4.6). Bei einigen Patienten mit AHUS finden sich Mutationen in C3, CFI, CFB, MCP und anderen regulatorischen Genen des Komplementsystems (☞ Tab. 4.2). Die kausale Rolle der meist heterozygot auftretenden Varianten in Komplementregulatoren ist aber nicht in allen Fällen geklärt [27]. Eine wichtige Untergruppe des AHUS scheinen die Patienten zu bilden, bei denen Autoantikörper gegen Faktor H nachweisbar sind [28]. Diese Patienten haben oft keine Mutationen im Faktor-H-Gen und sprechen auch auf Immunsuppression an.

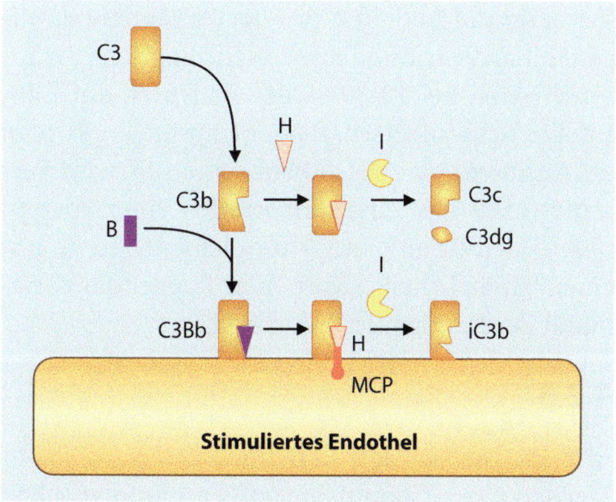

Abb. 4.6: Rolle von Faktor H und Membran-Cofaktor-Protein (MCP) in der Regulation der Komplementaktivität.

Gelegentlich wurde ein atypisches HUS, assoziiert mit Infektionen durch Neuraminidase-produzierende Pneumokokken, beschrieben. Die zirkulierende Neuraminidase entfernt Sialinsäurereste von Glykoproteinen auf Blut- und Endothelzellen und legt so das kryptische Thomsen-Antigen frei. Gegen das Thomsen-Antigen liegen etwa ab dem 6. Lebensmonat natürliche, komplementfixierende Antikörper der Klasse IgM vor. Charakteristisch ist die Kombination auf Streptokokken-Infekt, HUS und Coombs-positiver hämolytischer Anämie [29].

4.2.2. Klinik

Beim **DHUS** entwickeln sich gastrointestinale Symptome wie abdominelle Krämpfe und Diarrhoe typischerweise nach einer Inkubationszeit von drei bis fünf Tagen. Bei einem Drittel der Patienten ist die Diarrhoe blutig. Symptome des HUS treten nach etwa einer Woche in jedem zehnten bis jedem vierten Infektionsfall auf. Die Häufigkeit von hämorrhagischer Kolitis und HUS variierte in verschiedenen Endemien. Betroffen sind vor allem Kinder, gelegentlich aber auch Erwachsene. Typische renale Manifestationen sind arterielle Hypertonie, Oligurie oder Anurie sowie Mikro- oder selten Makrohämaturie. Dialysepflicht besteht in etwa 50 % der Fälle. Daneben finden sich Symptome der hämolytischen Anämie und gelegentlich eine vermehrte Blutungsneigung bei Thrombozytopenie. ZNS-Symptome können Ataxie, Tremor, Vigilanzstörung oder Grand-Mal-Anfälle sein.

Beim **AHUS** steht oft das akute Nierenversagen im Vordergrund und 30-80 % der Patienten benötigen initial die Hämodialyse. Neurologische Symptome treten bei 10-30 % der Patienten auf [30]. Infekte, Schwangerschaft oder Impfungen wurden als Auslöser von AHUS beobachtet. Es wird vermutet, dass das Zusammentreffen einer suszeptiblen Genvariante im Komplementsystem mit einem zusätzlichen erworbenen Trigger die Variabilität der Erstmanifestation erklärt.

4.2.3. Diagnostik

Ähnlich wie bei der TTP finden sich im Labor Zeichen einer Coombs negativen **hämolytischen Anämie** (Fragmentozyten, LDH, GOT, Bilirubin, freies Hb, erniedrigtes Haptoglobin). Ein positiver Coombs-Test bzw. Schwierigkeiten in der Bestimmung der AB0-Blutgruppe können auf ein atypisches HUS mit Neuraminidase-produzierenden Mikroorganismen hindeuten. Daneben findet sich eine **Thrombozytopenie** und Zeichen des **Nierenversagens** (Kreatinin- und Harnstofferhöhung, Elektrolystörungen). Für die Abgrenzung zwischen TTP und DHUS/AHUS ist die ADAMTS13-Aktivität entscheidend.

Wichtig für die Unterscheidung von DHUS und AHUS ist die mikrobiologische und serologische Diagnostik auf Shiga-Toxin-bildende Bakterien. Der Direktnachweis von Shiga-Toxin sowie eine Anzucht der Bakterien sind aus Stuhlproben möglich. Die Serotyp-Bestimmung kann immunologisch oder molekulargenetisch erfolgen. Der Nachweis von Genvarianten im Komplementsystem oder Autoantikörpern gegen Faktor H spielt für die Akuttherapie des AHUS keine Rolle, kann aber für die langfristige Planung hilfreich sein. In einigen Fällen kann die Abgrenzung zwischen AHUS und anderen Nierenerkrankungen schwierig sein, z.B. der C3-Glomerulopathie, die jedoch in der Regel ohne systemische Hämolyse einhergehen [31].

4.2.4. Therapie

Beim **DHUS** steht die symptomatische Therapie im Vordergrund. Diese besteht im Ausgleich des Flüssigkeits- und Elektrolythaushalts, die Kontrolle der arteriellen Hypertonie und im Bedarfsfall Erythrozyten-Transfusionen. Eine Dialyse ist bei etwa der Hälfte der Patienten erforderlich. Eine antibiotische Therapie ist umstritten: sie schien die Wahrscheinlichkeit eines Progress der *E. coli*-O157:H7-Infektion in ein HUS zu erhöhen [32], vermutlich weil Antibiotika die Freisetzung des Toxins im Sinne einer SOS-Reaktion befördern. Dieser Effekt scheint jedoch stark von Serotyp und untersuchtem Antibiotikum abzuhängen und wurde beim deutschen O104:H4-Ausbruch nicht beobachtet [33]. Die Prognose des DHUS ist gut: die Mortalität in der Akutphase beträgt 3-5 %; noch einmal 3 % entwickeln eine terminale Niereninsuffizienz. Plasmainfusionen, Plasmaaustausch und Immunglobuline scheinen beim DHUS nicht hilfreich zu sein.

Beim **AHUS** steht die Komplementinhibition therapeutisch im Vordergrund. Eculizumab ist zugelassen in einer Dosierung von 900 mg pro Woche in den ersten 4 Wochen, gefolgt von 1200 mg alle 2 Wochen. Mehrere klinische Studien bei Patienten mit AHUS haben gezeigt, dass die terminale Komplementinhibition die Zeichen der thrombotischen Mikroangiopathie bei 80-90 % der Patienten mitigiert und eine Verbesserung der Nierenfunktion bewirkt [34, 35]. Ein Auslassversuch 3 Monate nach Stabilisierung der Erkrankung mit Eculizumab kann erfolgreich sein, jedoch treten auch Rezidive auf [36].

4.3. Differentialdiagnostik

Die Abgrenzung von TTP und HUS galt lange als schwierig. Heute kann der ADAMTS13-Mangel als definitionsgebend für die TTP gelten markiert seine Abgrenzung zum HUS. Grenzfälle treten jedoch weiterhin auf. Tab. 4.3 gibt einen Überblick über die klinischen und labordiagnostischen Charakteristika, die bei der Abgrenzung von TTP, AHUS/DHUS und den Differentialdiagnosen HELLP-Syndrom und DIC hilfreich sein können.

	TTP	DHUS	AHUS	HELLP	DIC
Epidemiologie					
Altersgipfel bzw. Zeitraum	4. Dekade	Kindheit	4. Dekade	Schwanger-schaft	Tumor, Infektion etc.
Geschlecht	w > m	w = m	m = w	w	w = m
Klinik					
ZNS-Symptome	++	+/–	+/–	+/–	+/–
Niereninsuffizienz	+/–	++	++	+	+
Arterielle Hypertonie	+/–	+	+	+	–
Fieber	+/–	+/–	+/–	–	+/–
Labor					
Hämolysezeichen	++	+	+	++	+/–
Thrombozytopenie	++	+	+	++	++
Plasmatische Gerinnungsstörung	–	–	–	+/–	++
Erhöhte Leberenzyme	+/–	+/–	+/–	++	+/–
Nachweis *E. coli* O157:H7	–	+	–	–	–
ADAMTS13-Aktivität <10 %	+	–	–	–	–

Tab. 4.3: Hinweise zur Differentialdiagnostik.
- nicht vorhanden, +/– manchmal vorhanden, + meist vorhanden, ++ meist vorhanden und besonders stark ausgeprägt.

4.4. Literatur

1. Furlan M, Robles R, Lammle B. Partial purification and characterization of a protease from human plasma cleaving von Willebrand factor to fragments produced by in vivo proteolysis. Blood 1996;87(10):4223-34.

2. South K, Luken BM, Crawley JT, et al. Conformational activation of ADAMTS13. Proc Natl Acad Sci U S A 2014; 111(52):18578-83.

3. Furlan M, Robles R, Galbusera M, et al. von Willebrand factor-cleaving protease in thrombotic thrombocytopenic purpura and the hemolytic-uremic syndrome. N Engl J Med 1998;339(22):1578-84.

4. Moake JL, Rudy CK, Troll JH, et al. Unusually large plasma factor VIII:von Willebrand factor multimers in chronic relapsing thrombotic thrombocytopenic purpura. N Engl J Med 1982;307(23):1432-5.

5. Levy GG, Nichols WC, Lian EC, et al. Mutations in a member of the ADAMTS gene family cause thrombotic thrombocytopenic purpura. Nature 2001;413(6855): 488-94.

6. van Dorland HA, Taleghani MM, Sakai K, et al. The International Hereditary Thrombotic Thrombocytopenic Purpura Registry: key findings at enrollment until 2017. Haematologica 2019;104(10):2107-15.

7. Tsai HM, Lian EC. Antibodies to von Willebrand factor-cleaving protease in acute thrombotic thrombocytopenic purpura. N Engl J Med 1998;339(22):1585-94.

8. Mazzierli T, Allegretta F, Maffini E, et al. Drug-induced thrombotic microangiopathy: An updated review of causative drugs, pathophysiology, and management. Front Pharmacol 2022;13:1088031.

9. Lazana I. Transplant-associated thrombotic microangiopathy in the context of allogenic hematopoietic stem cell transplantation: Where we stand. Int J Mol Sci 2023; 24(2).

10. Motto DG, Chauhan AK, Zhu G, et al. Shigatoxin triggers thrombotic thrombocytopenic purpura in genetically susceptible ADAMTS13-deficient mice. J Clin Invest 2005;115(10):2752-61.

11. Raife TJ, Lentz SR, Atkinson BS, et al. Factor V Leiden: a genetic risk factor for thrombotic microangiopathy in patients with normal von Willebrand factor-cleaving protease activity. Blood 2002;99(2):437-42.

12. Tarasco E, Butikofer L, Friedman KD, et al. Annual incidence and severity of acute episodes in hereditary thrombotic thrombocytopenic purpura. Blood 2021; 137(25):3563-75.

13. Sadler JE, Moake JL, Miyata T, et al. Recent advances in thrombotic thrombocytopenic purpura. Hematology Am Soc Hematol Educ Program 2004:407-23.

14. Peyvandi F, Lavoretano S, Palla R, et al. ADAMTS13 and anti-ADAMTS13 antibodies as markers for recurrence of acquired thrombotic thrombocytopenic purpura during remission. Haematologica 2008; 93(2): 232-9.

15. Moake J, Chintagumpala M, Turner N, et al. Solvent/detergent-treated plasma suppresses shear-induced platelet aggregation and prevents episodes of thrombotic thrombocytopenic purpura. Blood 1994;84(2):490-7.

16. Scully M, Knobl P, Kentouche K, et al. Recombinant ADAMTS-13: first-in-human pharmacokinetics and safety in congenital thrombotic thrombocytopenic purpura. Blood 2017;130(19):2055-63.

17. Rock GA, Shumak KH, Buskard NA, et al. Comparison of plasma exchange with plasma infusion in the treatment of thrombotic thrombocytopenic purpura. Canadian Apheresis Study Group. N Engl J Med 1991; 325(6):393-7.

18. Scully M, Cataland SR, Peyvandi F, et al. Caplacizumab treatment for acquired thrombotic thrombocytopenic purpura. N Engl J Med 2019;380(4):335-46.

19. Chander DP, Loch MM, Cataland SR, et al. Caplacizumab therapy without plasma exchange for acquired thrombotic thrombocytopenic purpura. N Engl J Med 2019;381(1):92-4.

20. Zheng XL, Kaufman RM, Goodnough LT, et al. Effect of plasma exchange on plasma ADAMTS13 metalloprotease activity, inhibitor level, and clinical outcome in patients with idiopathic and nonidiopathic thrombotic thrombocytopenic purpura. Blood 2004;103(11):4043-9.

21. Allford SL, Hunt BJ, Rose P, et al. Guidelines on the diagnosis and management of the thrombotic microangiopathic haemolytic anaemias. Br J Haematol 2003; 120(4):556-73.

22. Garvey B. Rituximab in the treatment of autoimmune haematological disorders. Br J Haematol 2008; 141(2):149-69.

23. Scully M, Dutt T, Lester W, et al. Unmet needs in the management of immune-mediated thrombotic thrombocytopenic purpura and the potential role of caplacizumab in the UK-A modified-Delphi study. EJHaem 2022; 3(3):619-27.

24. Picod A, Veyradier A, Coppo P. Should all patients with immune-mediated thrombotic thrombocytopenic purpura receive caplacizumab? J Thromb Haemost 2021;19(1):58-67.

25. Ashkenazi S. Role of bacterial cytotoxins in hemolytic uremic syndrome and thrombotic thrombocytopenic purpura. Annu Rev Med 1993;44:11-8.

26. Frank C, Werber D, Cramer JP, et al. Epidemic profile of Shiga-toxin-producing *Escherichia coli* O104:H4 outbreak in Germany. N Engl J Med 2011;365(19):1771-80.

27. Martin Merinero H, Zhang Y, Arjona E, et al. Functional characterization of 105 factor H variants associated with aHUS: lessons for variant classification. Blood 2021;138(22):2185-201.

28. Raina R, Mangat G, Hong G, et al. Anti-factor H antibody and its role in atypical hemolytic uremic syndrome. Front Immunol 2022;13:931210.

29. Agarwal HS, Latifi SQ. *Streptococcus pneumoniae*-associated hemolytic uremic syndrome in the era of pneumococcal vaccine. Pathogens 2021; 10(6).

30. Yan K, Desai K, Gullapalli L, et al. Epidemiology of atypical hemolytic uremic syndrome: A systematic literature review. Clin Epidemiol 2020;12:295-305.

31. Jandal A, Zhong W, Gopal D, et al. What lies in-between: C3 glomerulopathy with non-hemolytic renal microangiopathy and an ultra-rare C3 variant. Am J Med Sci 2022.

32. Wong CS, Jelacic S, Habeeb RL, et al. The risk of the hemolytic-uremic syndrome after antibiotic treatment of Escherichia coli O157:H7 infections. N Engl J Med 2000;342(26):1930-6.

33. Corogeanu D, Willmes R, Wolke M, et al. Therapeutic concentrations of antibiotics inhibit Shiga toxin release from enterohemorrhagic E. coli O104:H4 from the 2011 German outbreak. BMC Microbiol 2012;12:160.

34. Legendre CM, Licht C, Muus P, et al. Terminal complement inhibitor eculizumab in atypical hemolytic-uremic syndrome. N Engl J Med 2013;368(23):2169-81.

35. Menne J, Delmas Y, Fakhouri F, et al. Outcomes in patients with atypical hemolytic uremic syndrome treated with eculizumab in a long-term observational study. BMC Nephrol 2019;20(1):125.

36. Bouwmeester RN, Duineveld C, Wijnsma KL, et al. Early eculizumab withdrawal in patients with atypical hemolytic uremic syndrome in native kidneys is safe and cost-effective: Results of the CUREiHUS Study. Kidney Int Rep 2023;8(1):91-102.

Aplastische Anämie

5. Aplastische Anämie

5.1. Pathophysiologie von aplastischen Syndromen

Hyporegenerative und aplastische Syndrome können im klinischen Alltag als isolierte Zytopenie, aber auch als Bi-, oder Trizytopenie in Erscheinung treten.

Pathophysiologische Grundlage der Zytopenie ist eine hämatopoetische Knochenmarksinsuffizienz, entweder auf Ebene einer einzelnen Differenzierungslinie mit daraus resultierender Anämie, Thrombopenie oder Neutropenie, oder auf Ebene der hämatopoetischen Stammzellen als Bi- oder Panzytopenie. Klassischerweise manifestieren sich die Zytopenien im Sinne einer Knochenmarkversagen-Erkrankung als aplastische Anämie (AA). Als Ursache der aplastischen Anämie kommen vor allem drei verschiedene Ursachen in Betracht [1]:

5.1.1. Toxischer Knochenmarkschaden

Im Rahmen einer beruflichen Exposition (z.B. Benzol), durch Medikamente oder als Folge von Chemo- oder Radiotherapie kann es zu einer Schädigung des Knochenmarks mit daraus resultierender Knochenmarkinsuffizienz kommen. Bei der Abklärung sollte eine entsprechende Genese anamnestisch ausgeschlossen werden, da sie nicht unter dem eigentlichen Krankheitsbild einer aplastischen Anämie subsumiert wird und sich die Therapie grundlegend unterscheidet.

5.1.2. Idiopathische immunvermittelte aplastische Anämie

Die häufigste Form stellt mit 70-80 % aller Fälle die idiopathische immunvermittelte Aplastische Anämie dar. Man spricht dabei auch von einer **erworbenen** aplastischen Anämie. Als Ursache wird eine T-Zell-vermittelte Reaktion zytotoxischer $CD8^+$-T-Zellen gegen die hämatopoetischen Stammzellen angenommen. Dabei spielt eine dysregulierte Zytokinantwort von Zytokinen wie TNF-α und Interferon-γ in Zusammenspiel mit verminderten regulatorischen T-Zellen eine entscheidende Rolle [2]. Über Präsentation eines noch nicht vollständig identifizierten Neoantigens über die HLA-Moleküle kommt es zu einer kontinuierlichen Depletion des hämatopoetischen Stammzellpools und zur konsekutiven Ausbildung einer Panzytopenie [3]. Aktuelle Daten lassen dabei eine fehlgerichtete Antigen-Reaktion gegen das Epstein-Barr-Virus als ein wahrscheinliches Autoantigen vermuten [4]. Zusätzlich scheint das Knochenmark-Mikromilieu einen Einfluss auf die Entstehung zu haben. Entsprechende Mechanismen können auch einzelne Differenzierungslinien betreffen und so als isolierte Zytopenie auftreten. Betrifft die Schädigung die erythropoetischen Progenitorzellen, so kommt es zur Ausbildung einer ***Pure Red Cell Aplasia*** (PRCA) [5]. Diese zeigt sich als hypo-/aregenerative Anämie, ohne Nachweis von Retikulozyten. Im Knochenmark lässt sich ein Fehlen der roten Vorläuferzellen bei erhaltener leukozytärer und megakaryozytärer Reihe beobachten. Das entsprechende Pendant bei Schädigung der megakaryozytären Reihe wird ***Acquired Amegakaryopoiesis*** genannt. Bei Fehlen der myelozytären Vorläuferstufen spricht man hingegen von einer ***Pure White Cell Aplasia*** [6]. Zusätzlich zu den bereits beschriebenen Pathomechanismen kann eine isolierte Zytopenie durch Autoantikörper beispielsweise im Rahmen von Autoimmunerkrankungen verursacht werden. Diese resultieren jedoch nur selten in einer vollständigen Depletion der einzelnen Zellreihen.

Bei einem relevanten Teil von Patienten mit erworbener aplastischer Anämie kann man zusätzlich in einer kleinen Zellpopulation das Fehlen des Glykosylphosphatidyl-Inositol (GPI)-Ankers nachweisen, welcher typisch ist für die paroxysmale nächtliche Hämoglobinurie (☞ Kap. 2.). Pathophysiologisch geht man davon aus, dass GPI-Anker-defiziente Zellen vom Immunsystem nicht erkannt werden und somit einen gewissen Wachstumsvorteil haben, so dass sich eine entsprechende PNH-Population ausbilden kann [1-3]. Der Nachweis eines kleinen PNH-Klons ist immer suggestiv auf das Vorliegen einer immunvermittelten AA. Daher ist die Durchführung einer Durchflusszytometrie unerlässlich (☞ Tab. 5.2).

5.1.3. Hereditäre Knochenmarkversagens-Erkrankungen

Aufgrund von Mutationen in spezifischen Genen kommt es bei den **angeborenen** Knochenmarkversagens-Erkrankungen (*Inherited Bone Marrow Failure Syndromes*, IBMFS) durch verschiedene Ursachen zu einer Reduktion des Stammzell-Pools. Dabei sind nicht, wie ursprünglich angenommen, nur Menschen im Kindes- und Jugendalter betroffen. Aufgrund der zunehmend verbreiteten Gesamtexomsequenzierung (*Whole Exome Sequencing*) werden aktuell zunehmend auch hereditäre Ursachen bei Erwachsenen identifiziert, wo man eigentlich von einer erworbenen aplastischen Anämie ausging [7]. In diesen Fällen spricht man auch von einer **atypischen** (*cryptic*) **Form.** Wie bei der erworbenen aplastischen Anämie kann sich die hereditäre Form als isolierte Zytopenie bis hin zu einer Panzytopenie präsentieren. Im Falle einer isolierten Anämie ist die häufigste hereditäre Ursache das **Diamond-Blackfan-Syndrom.** Hingegen führt das **TAR** (*Thrombopenia Absent Radius*)**-Syndrom** zu einer isolierten Thrombopenie mit Fehlen der Megakaryopoese im Knochenmark. Im Falle einer isolierten Neutropenie spricht man von einer **kongenitalen Neutropenie** [8]. Die drei genannten Erkrankungen stellen dabei die häufigsten hereditären Erkrankungen für isolierte Zytopenien dar. Relevante Hauptvertreter angeborenen Erkrankungen mit Manifestation als AA im Erwachenenalter sind dabei die Fanconi-Anämie, das Shwachman-Bodian-Diamond-Syndrom, sowie hereditäre Telomeropathien [9]. Die genauen Inzidenzen der einzelnen Syndrome sind nicht genau bekannt. Aktuelle Arbeiten zeigen aber, dass die Telomeropathien mit ca. 5-10 % die mit Abstand größte Gruppe innerhalb der aplastischen Anämien darstellt [10].

Die **Fanconi-Anämie** (FA) ist ein autosomal-rezessiv vererbtes Fehlbildungssyndrom. Pathophysiologisch liegt eine Mutation einzelner Gene zugrunde, die für die DNA-Reparatur und Chromosomenstabilität verantwortlich sind. Aktuell sind über 19 FA auslösende Gene bekannt. Klinisch zeigt sich häufig eine Panzytopenie in Kombination mit einem Minderwuchs und bräunlichen Hautpigmentierungen (sog. *Café-au-lait*-Flecken). Skelettale Auffälligkeiten, fehlender Radius, Mikrozephalie und auch kongenitale Herzerkrankungen komplizieren das Bild vor allem bei Kindern. Im Erwachsenenalter kommt es nicht selten zu einer Evolution hin zu einer aplastischen Anämie mit dem Bild einer Panzytopenie oder einem myelodysplastischen Syndrom (MDS) bis hin zu einer akuten myeloischen Leukämie (AML) [11].

Dem **Shwachman-Bodian-Diamond-Syndrom** liegt ebenfalls ein autosomal-rezessiver Erbgang zugrunde. Pathophysiologisch zeigt sich eine gestörte Zusammensetzung der 40 S- und 60 S-Untereinheiten der Ribosomen. Klinisch ist die Erkrankung durch eine Panzytopenie mit führender Neutropenie sowie Kleinwuchs, bedingt durch eine parallel bestehende Pankreasinsuffizienz charakterisiert. Auch wenn die Diagnose häufig im Kindesalter gestellt wird, kann von einer nicht unrelevanten Dunkelziffer von nicht-diagnostizierten Fällen im Erwachsenenalter ausgegangen werden [8].

Der Gruppe der **Telomeropathien** (*telomere biology disorders*) können autosomal-rezessive oder -dominante Erbgänge zugrunde liegen. Pathophysiologisch liegt eine vorzeitige Verkürzung der Telomere mit replikativer Erschöpfung des Stammzell-Pools zugrunde [12]. Dabei führen häufig Mutationen spezifischer Enzyme innerhalb des Telomerase-Komplexes zu einer entsprechenden vorzeitigen Verkürzung der Telomere. Klinisch präsentieren sich die Patienten typischerweise mit dem Bild eines aplastischen Syndroms, häufig im Erwachsenalter. In manchen Fällen zeigt sich vor allem im Erwachsenenalter eine zusätzliche Leber- und/oder Lungenbeteiligung, im Sinne einer Leberzirrhose bzw. Lungenfibrose [13].

5.2. Diagnose und Einteilung des Schweregrades der aplastischen Anämie

Die Diagnose einer aplastischen Anämie stellt bis heute eine Ausschlussdiagnose dar, und die differentialdiagnostische Aufarbeitung kann im Einzelfall herausfordernd sein. Grundsätzlich ist neben einem Differentialblutbild eine Knochenmarkpunktion unerlässlich [14]. Im Rahmen der diagnostischen Aufarbeitung müssen alle in Tab. 5.1 und 5.2 gezeigten Differentialdiagnosen ausgeschlossen werden [15]. Primär sollte, in Einklang mit den entsprechenden nationalen und internationalen Leitlinien, ein Ausschluss einer hereditären Knochenmarkversagens-Erkrankung erfolgen, da diese ein anderes therapeutisches Vorgehen benötigen [1, 8, 12, 16, 17]. Erst nach Ausschluss dieser sollte von einer erworbenen immunvermittelten aplastischen Anämie ausgegangen werden, da sich letztere nicht im Rahmen eines diagnostischen Tests nachweisen lässt. Einzig der Nachweis eines kleinen PNH-Klons ist hinweisend auf einen autoimmunologischen Prozess, doch kann dieser auch in seltenen Fällen bei hereditären Formen nachweisbar sein. Zum Ausschluss hereditärer Ursachen existieren aktuell zwei Screening-Tests. Zum einen kann mittels ***chromosomal breakage test*** eine Fanconi-Anämie diagnostiziert werden [16]. Dieser Test ist insbesondere bei jungen Patienten erforderlich und sollte im Falle eines positiven Ergebnisses eine weitere genetische Diagnostik nach sich ziehen. Zum anderen kann mittels **Flow-FISH-Test** eine Telomeropathie nachgewiesen werden [12, 18]. In Deutschland ist die Durchführung eines Flow-FISH-Tests kommerziell oder im Rahmen des Registers für aplastische Anämien und *Bone Marrow Failure Syndrome* (AA-BMF) an verschiedenen deutschen Zentren möglich [19]. Dabei ist bei auffälligem Flow-FISH-Test und passender Klinik ebenfalls eine weiterführende genetische Aufarbeitung in Sinne einer Gesamtgenomsequenzierung zur Identifizierung spezifischer Gene indiziert, welche im Rahmen des AA-BMF-Registereinschlusses angeboten wird.

- Medikamentös/toxisch bedingte Panzytopenie (z.B. Noxen, Infektionen, Reisen)
- Vitamin-, Substratmangel (z.B. Vitamin B_{12}, Folsäure, Anorexia nervosa)
- Hypersplenismus
- Hypoplastische Akute Myeloische Leukämie
- Hypoplastisches Myelodysplastisches Syndrom
- Haarzell-Leukämie
- Knochenmarksinsuffizienz durch solide Tumore
- Osteomyelofibrose
- Systemischer Lupus erythematodes (SLE)
- *Pure red cell aplasia*

Tab. 5.1: Differentialdiagnosen der aplastischen Anämie.

Anamnese	Medikamente, Beruf, familiäre Erkrankungen, Herkunft
Klinische Untersuchung	Besonders zu beachten: • Infektion • Blutungszeichen • Ikterus • Splenomegalie • Hepatomegalie • Lymphadenopathie • Kleinwüchsigkeit • Nageldystrophien • Leukoplakie • Pigmentanomalien • *Café-au-lait*-Flecken • Skelettanomalien • Zahnanomalien
Differentialblutbild	Retikulozyten absolut (zwei getrennte Messungen)
Hämolyseparameter	LDH, Haptoglobin, Bilirubin, optional: Hämosiderin im Urin
Weitere Laboranalysen	• Gerinnung: Quick-Wert, PTT, Fibrinogen • CRP • Gesamteiweiß, Elektrophorese, GOT/GPT (ALT, AST), AP, Kreatinin, Harnsäure, Blutzucker • Ferritin • Folsäure • Vitamin B_{12}, optional Holotranscobalamin • Antinukleäre Antikörper, Anti-DNS-Antikörper • quantitative Immunglobuline • Blutgruppe, direkter Antiglobulin-Test
Knochenmarkdiagnostik	• obligat: Aspirationszytologie, Eisenfärbung, Knochenmarkhistologie (mind. 15 mm Biopsielänge) • Karyotyp • fakultativ: Gesamtgenomsequenzierung im Rahmen klinischer Forschung/Studien

Infektions-serologie	• EBV • CMV • Hepatitis A, B, C, E • HIV • Parvovirus B19
Durchflussz-ytometrie	• PNH-Diagnostik: Analyse GPI-verankerter Proteine auf Granulozyten, Erythroyzten, Retikulozyten und Monozyten
Ausschluss hereditärer Knochen-mark-versagens-Erkrankungen	• Flow-FISH-Test (Ausschluss Telomeropathie) • *chromosomal breakage test* (Ausschluss Fanconi-Anämie) • Kontrolle der exokrinen Pankreasfunktion (Hinweis auf Shwachman-Bodian-Diamond-Syndrom)
Bildgebung	• Röntgen-Thorax • Sonographie Abdomen

Tab. 5.2: Diagnostische Aufarbeitung bei aplastischer Anämie.

	nSAA	SAA	vSAA
Neutrophile Granulozyten [Gpt/l]	<1,2	<0,5	<0,2
Thrombozyten [Gpt/l]	<70	<20	<20
Retikulozyten [Gpt/l]	<60	<20	<20

Tab. 5.3: Die Schweregradeinteilung erfolgt nach den sogenannten Camitta-Kriterien und es sind mindestens zwei der drei folgenden Kriterien aus dieser Tabelle notwendig [1].
nSAA = nicht-schwere AA, SAA = schwere AA; vSAA = sehr (engl. very) schwere AA.

5.3. Therapie der aplastischen Anämie

5.3.1. Therapieziel

Es ist das Ziel der Therapie eine Verbesserung der Hämatopoiese zu erreichen, so dass keine Gefährdung durch Zytopenie (Blutungen, neutropenische Infektionen oder chronischen Transfusionsbedarf) besteht und ein Status erreicht wird, in welchem die Lebensqualität nicht durch persistierende Zytopenie oder unerwünschte Wirkungen der Therapie beeinträchtigt wird.

5.3.2. Wesentliche Kriterien der Therapiewahl

Die Therapie der aplastischen Anämie hängt von verschiedenen Aspekten ab, unter anderem dem Schweregrad der Erkrankung. Im Folgenden werden die Therapiealgorithmen bei schwerer / sehr schwerer aplastischer Anämie (vSAA/SAA) und bei moderater aplastischer Anämie (MAA, *non-severe aplastic anemia*) getrennt besprochen. Weitere Details und Literatur finden sich in den Onkopedia-Leitlinien [20], weiteren Empfehlungen und aktuellen Übersichtsarbeiten [1, 17].

Bei vSAA/SAA drohen schwerwiegende Komplikationen durch die Zytopenie. Die definitive Therapie muss rasch festgelegt und begonnen werden und daher sollen die Patienten in einem Expertenzentrum vorgestellt werden. Unwirksame Therapien wie Kortikosteroide allein oder Monotherapie mit hämatopoietischen Wachstumsfaktoren in der Primärtherapie müssen unterbleiben.

Eine vSAA/SAA ist mit der Gefahr lebensbedrohlicher Komplikationen der Zytopenie assoziiert. Daher besteht bei diesem Schwergrad immer eine Indikation zur Behandlung, welche rasch eingeleitet werden sollte. Die Primärtherapie der vSAA/SAA ist entweder eine allogene Knochenmarktransplantation (KMT) oder eine immunsuppressive Therapie [20]. Die Wahl der primären Therapieoption hängt vom Alter des Patienten, den Begleiterkrankungen und dem Grad der HLA-Übereinstimmung eines verwandten oder unverwandten Knochenmarkspenders sowie dem Schwergrad der Erkrankung ab [1, 17] (☞ Abb. 5.1).

Die Indikation für eine primäre allogene Transplantation bei aplastischer Anämie wurde in den letzten drei Jahrzehnten kontinuierlich ausgeweitet werden und die Langzeit-Ergebnisse der primären allogenen Transplantation haben sich verbessert, insbesondere durch die im Folgenden im Detail besprochenen Optimierungen der Stammzellquelle und der Konditionierungsregime. Auch die Weiterentwicklung der supportiven Therapie hat sehr wahrscheinlich zur Verbesserung des Gesamtüberlebens beigetragen (Antiinfektiva zur Prophylaxe und Therapie der infektiösen Komplikationen; Qualität der Blutprodukte (universelle Leukozytendepletion zur Vermeidung einer HLA-Immunisierung).

5.3.3. Indikation für eine primäre allogene Stammzelltransplantation

Eine Indikation für eine primäre, allogene Knochenmarktransplantation von einem HLA-identen Geschwisterspender besteht bei Patienten mit vSAA/SAA bis zu einem Alter von 50 Jahren, sofern nach sorgfältiger Untersuchung keine Komorbiditäten vorliegen, welche einer primären allogenen Stammzelltransplantation entgegenstehen. Da bei vSAA eine besonders Gefährdungssituation durch neutropenische Infektionen besteht, kann in dieser Gruppe eine primäre Transplantation nach sorgfältiger Abwägung der Risiken auch bei Patienten mit einem Alter über 50 Jahre erwogen werden [20, 21].

Für die primäre allogene Transplantation von unverwandten Spendern gibt es bisher noch keine eindeutige Empfehlung. Bei jungen Patienten mit vSAA kann die primäre unverwandte Transplantation bei einem geeigneten Spender mit 10/10-Match (mindestens 9/10-Match) auf Allelebene (HLA-A, -B, C-, DRB1, -DQB1) erwogen werden [1, 6, 22].

5.3.4. Indikation für eine allogene Stammzelltransplantation als Zweitlinientherapie

Bei Patienten mit vSAA/SAA, welche auf eine Erstlinientherapie mit Pferde-ATG, Ciclosporin A und Eltrombopag nicht angesprochen haben, kann eine allogene Transplantation erwogen werden, wenn

- bei einem Alter bis zu 50 Jahren ein HLA-identischer Geschwisterspender verfügbar ist
- bei einem Alter bis zu 30 Jahren ein 10/10 übereinstimmender unverwandter Stammzellspender verfügbar ist.

Ein wesentlicher prognostischer Faktor für das Langzeitüberleben nach allogener Stammzelltransplantation ist ein kurzes Intervall zwischen Diagnose und Transplantation. Daher müssen Patienten mit Verdacht auf vSAA/SAA sehr rasch in einem Expertenzentrum vorgestellt werden, um die Entscheidung über die primäre Therapie früh zu treffen. Bei allen Patienten ≤50 Jahren soll eine Stammzellspendersuche eingeleitet werden, d.h. zunächst die Typisierung der Geschwister. Falls kein HLA-identer Geschwisterspender identifiziert wird, soll unmittelbar die Suche nach einem unverwandten Spender eingeleitet werden [20].

5.3.5. Stammzellquelle

Bei einer Transplantation wegen AA sollte nach Möglichkeit als Stammzellquelle Knochenmark verwendet werden. Die Transplantation von peripheren Blutstammzellen (PBSZ) führt zwar zu einer schnelleren Erholung der neutrophilen Granulozyten und Thrombozyten. Im Vergleich zur PBSZ-Transplantation ist die Knochenmarktransplantation jedoch bei HLA-identen Transplantation mit einem signifikant besseren Überleben assoziiert, da die Inzidenz und der Schweregrad der akuten und insbesondere der chronischen GvHD geringer sind. Dies gilt sowohl für Transplantationen von HLA-identen Geschwisterspendern als auch HLA-übereinstimmenden unverwandten Spendern [23, 24]. Das Knochenmark-Transplantat sollte mindestens 3×10^8 kernhaltige Zellen/kg oder mindestens 2×10^6 $CD34^+$-Zellen/kg Empfängergewicht enthalten [23]. Eine hohe Zellzahl reduziert das Risiko eines Transplantatversagens.

Bei haploidenter Transplantation wurden auch gute Ergebnisse mit PBSZ-Transplantation oder kombinierter Gabe von Knochenmark und Stammzellen berichtet [25].

5.3.6. Konditionierung vor allogener Stammzelltransplantation

Das frühere Standardregime zur Konditionierung für die allogene Stammzelltransplantation bei Transplantation von einem HLA-identischen Geschwister war Hochdosis-Cyclophosphamid mit einer Gesamtdosis von 200 mg/kg (verteilt auf 4 Dosen von jeweils 50 mg/kg an konsekutiven Tagen).

In Abhängigkeit von Alter, Komorbidität und Stammzellquelle sollte ein angepasstes Schema verwendet werden: Bei Geschwisterspender-Transplantation bei jungen Patienten (≤30 Jahren) sollte die Konditionierung weiterhin mit diesem Cyclophosphamid-Schema durchgeführt werden (Gesamtdosis von 200 mg/kg KG verteilt auf 4 Gaben an aufeinanderfolgenden Tagen), jedoch durch eine *in vivo* T-Zell-Depletion mit ATG oder Alemtuzumab ergänzt werden [23].

Eine retrospektive Analyse der EBMT und weitere Analysen zeigten ein signifikant besseres Überleben bei Konditionierung mit ATG. Eine Ganz- oder Teilkörperbestrahlung im Rahmen der Konditionierung ist für eine Geschwisterspender-Transplantation nicht indiziert.

Alter, *Performance*-Status und Komorbidität sind wesentliche prognostische Variablen für das Überleben nach der Transplantation. Die Überlebenswahrscheinlichkeit nimmt mit dem Alter ab, schon ab einem Alter von 30 Jahren und besonders deutlich ab einem Alter von 50 Jahren. Daher wurden für diese Altersgruppen neue Konditionierungsprotokolle entwickelt. Bei Patienten ≥30 Jahre wird empfohlen als Konditionierungsregime vor allogener Geschwisterspendertransplantation entweder Fludarabin, niedrig-dosiertes Cyclophosphamid und ATG (FCA-Schema) oder Fludarabin, niedrig-dosiertes Cyclophosphamid und Alemtuzumab (Campath) (FCC-Schema) einzusetzen [20, 23]. Bei der Gabe von ATG als immunsuppressive Therapie der aplastischen Anämie wird empfohlen bevorzugt ATG vom Pferd einzusetzen (siehe unten). Beim Einsatz von ATG als Teil der Konditionierungstherapie vor Transplantation ist ein Vorteil von Pferde-ATG nicht belegt [23]. Im Gegenteil, in einer retrospektiven Analyse der CIBMTR hatten Patienten nach Transplantation sowohl von einem Geschwisterspender als auch von einem unverwandten Spender mit Kaninchen-ATG im Konditionierungsregime eine signifikant niedrigere Inzidenz einer akuten GvHD an Tag 100 als Patienten mit Pferde-ATG-haltigen Konditionierungsregimen [26]. Bei HLA-identer Geschwisterspendertransplantation war auch die Inzidenz der chronischen GvHD mit Kaninchen-ATG-haltigem Konditionierungsschema geringer.

Bei unverwandter Transplantation hat sich auch das FCA-Schema bewährt – jedoch ist bei Patienten über 14 Jahren bei diesem Schema eine Ganzkörperbestrahlung (2 Gy) erforderlich, um die ansonsten hohe Rate der Transplantatabstoßung zu senken. Alternativ kann das FCC-Schema eingesetzt werden, welches ohne Bestrahlung auskommt. Bei diesem Schema ist das Intervall bis zum "*Engraftment*" länger und es zeigt sich häufiger ein gemischter Chimärismus. Die Langzeitergebnisse einer Konditionierung mit dem FCA-Schema und dem FCC-Schema sind vergleichbar.

5.3.7. GvHD-Prophylaxe nach allogener Stammzelltransplantation

ATG in der Konditionierung (siehe oben) hat einen Effekt sowohl auf die Empfänger-T-Zellen und reduziert damit das Risiko einer Abstoßung und auf die Spender-T-Zellen und ist ein wesentliches Element der GvHD-Prophylaxe. Das Standardregime für die Post-Transplantations-GvHD-Prophylaxe ist die Kombination von Ciclosporin A und Methotrexat (MTX). Dies basiert auf einer randomisierten Studie der EBMT, welche eine Prophylaxe mit Ciclosporin allein (Beginn Tag -1) mit einem Kombinationsschema von Ciclosporin (ab Tag –1) und Methotrexat (15 mg/m^2 an Tag +1 und 10 mg/m^2 an Tag +3, +6 und +10) verglichen hat. Die Kombination von CsA + MTX war mit einem signifikant besseren Überleben assoziiert. Zwischenzeitlich wurde in weiteren Studien, auch bei unverwandten Spendern die MTX-Dosis verringert (nur 10 mg/m^2 an Tag +1, +3, +6, +10) [27].

Ciclosporin sollte nach Transplantation zunächst mindestens 9 Monate fortgeführt werden – und dann langsam (mindestens über 3 Monate) unter Kontrolle des Spenderchimärismus auszuschleichen. Bei zunehmenden gemischtem Chimärismus besteht ein erhebliches Risiko für ein spätes Transplantatversagen. Der Anteil der Patienten mit chronischer GvHD ist bei den Patienten mit komplettem Spenderchimärismus oder stabilem gemischten Chimärismus geringer. Dies ist auch mit einer höheren Überlebenswahrscheinlichkeit assoziiert. Entsprechend sollte bei einem zunehmenden gemischten Chimärismus die Ciclosporin A-Dosis wieder gesteigert werden.

In neueren Protokollen werden auch Post-Transplantations-Cyclophosphamid und ATG zur GvHD-Prophylaxe bei aplastischer Anämie kombiniert [28].

5.3.8. Weitere Optionen für allogene Transplantation

Bei Patienten, welche auf Immunsuppression nicht ansprechen und über keine geeigneten Geschwisterspender oder unverwandten Spender mit 9/10- oder 10/10-Allelübereinstimmung verfügen, kann eine haploidente Transplantation oder eine Nabelschnurblut-Transplantation erwogen werden.

Die haploidente Transplantation ist mit einer hohen Rate an Abstoßungen und schwerer GvHD und infektiöser Komplikationen aufgrund der langsamen Immunrekonstitution verbunden. Mit dem "Baltimore-Protokoll", welches Fludarabin, Cyclophosphamid, ATG und Ganzkörperbestrahlung als Konditionierung und Ciclosporin A, Mycophenolat und Cyclophosphamid nach der Transplantation als GvHD-Prophylaxe einsetzt, wurden in Fallserien sehr gute Ergebnisse berichtet. Mit dem Peking-Protokoll, welches Busulfan, Cyclophosphamid und ATG als Konditionierung und Methotrexat, Mycophenolat und Ciclosporin kombiniert, lag die Inzidenz akuter und chronischer GvHD zwar hoch, jedoch war die Überlebenswahrscheinlichkeit der Transplantation von einem HLA-identen Geschwisterspender vergleichbar [23] . Dies führte zur Frage, ob die Transplantation von einem alternativen Spender, d.h. einer haploidenten Transplantation oder von einem Familienspender mit Mismatch eine Option bereits für die Primärtherapie sein können [23, 28]. Retrospektive Auswertungen legen diese einerseits nahe, Ergebnisse prospektiver Studien hierzu fehlen noch. In den internationalen Therapieempfehlungen findet sich hierzu derzeit noch kein Konsens. In den USA läuft eine prospektive randomisierte klinische Prüfung zum Vergleich von alternativen Spendern mit HLA-identen Geschwisterspendern oder HLA-übereinstimmenden unverwandten Spendern (NCT02833805).

Abb. 5.1 zeigt eine Übersicht empfohlener Konditionierungsschemata für verschiedene Spender-Empfänger-Konstellationen. Die Einführung von Fludarabin und T-Zelldepletion mit ATG oder Alemtuzumab sowie die Gabe von Cyclophosphamid nach der Transplantation erfolgte zunächst um die Ergebnisse bei unverwandter Transplantation, bei Transplantation von alternativen Spendern und bei älteren Patienten zu verbessern. Die Kombination dieser Elemente bietet jedoch auch Potential für eine weitere Verbesserung der Ergebnisse bei jungen Patienten und der Transplantation von HLA-übereinstimmenden Spendern [23, 28].

5.3.9. Immunsuppression

Patienten, welche für eine allogene Transplantation nicht in Frage kommen, erhalten eine immunsuppressive Therapie. Dies sind Patienten, welche aufgrund ihres Alters oder wegen Komorbidität für eine primäre allogene Transplantation nicht in Frage kommen oder Patienten ohne geeigneten Stammzell-Spender [20]. Auch Patienten mit moderater aplastischer Anämie erhalten in der Erstlinie eine immunsuppressive Therapie (☞ Abb. 5.1) [20].

5.3.9.1. Kombinierte immunsuppressive Therapie in der Primärtherapie der vSAA/SAA

Der Standard der immunsuppressiven Therapie der vSAA/SAA war lange Zeit die Kombination von Pferde-ATG, Ciclosporin A und Kortikosteroiden [29, 30]. Die Kortikosteroide sind nur eine Begleittherapie der ATG-Therapie zur Vorbeugung und Behandlung von allergischen Reaktionen, insbesondere Typ-III-Reaktionen (Serumkrankeit) auf das xenogene Pferde-ATG und haben keine eigenständige therapeutische Wirkung in der Behandlung der aplastischen Anämie. Daher müssen sie nach der ATG-Therapie zügig ausgeschlichen werden. In einer randomisierten Studie hatten Patienten, welche die Kombination von Pferde-ATG und Ciclosporin erhielten, eine höhere Ansprechrate, ein schnelleres Ansprechen und ein besseres Therapieversagen-freies Überleben als Patienten, welche nur ATG erhielten [29, 30].

In weiteren Studien wurde untersucht, ob die Ergebnisse dieser Standardtherapie mit Pferde-ATG und Ciclosporin A verbessert werden können, indem weitere Substanzen damit kombiniert wurden, u.a. hämatopoietische Wachstumsfaktoren (Stammzell-Faktor (SCF), Granulozyten-Kolonie-stimulierender Faktor (G-CSF)), andere Immunsuppressiva (Sirolimus, Mycophenolatmofetil) oder Pferde-ATG durch ATG vom Kaninchen ersetzt wird [1]. Keine dieser Studien führte jedoch zu einer signifikanten Verbesserung der Ansprechrate, der Qualität des hämatologischen Ansprechens, des therapieversagensfreien Überlebens oder des Gesamtüberlebens [1]. Insbesondere konnte die zusätzliche Gabe von G-CSF [31] oder die alternativen Immunsuppressiva Mycophenolatmofetil oder Sirolimus die Rezidivrate nicht senken. Die zusätzliche Gabe von G-CSF reduzierte die Anzahl früher Infektionen und die Zeit im Krankenhaus – aber ohne signifikante Verbesserung des Langzeitüberlebens.

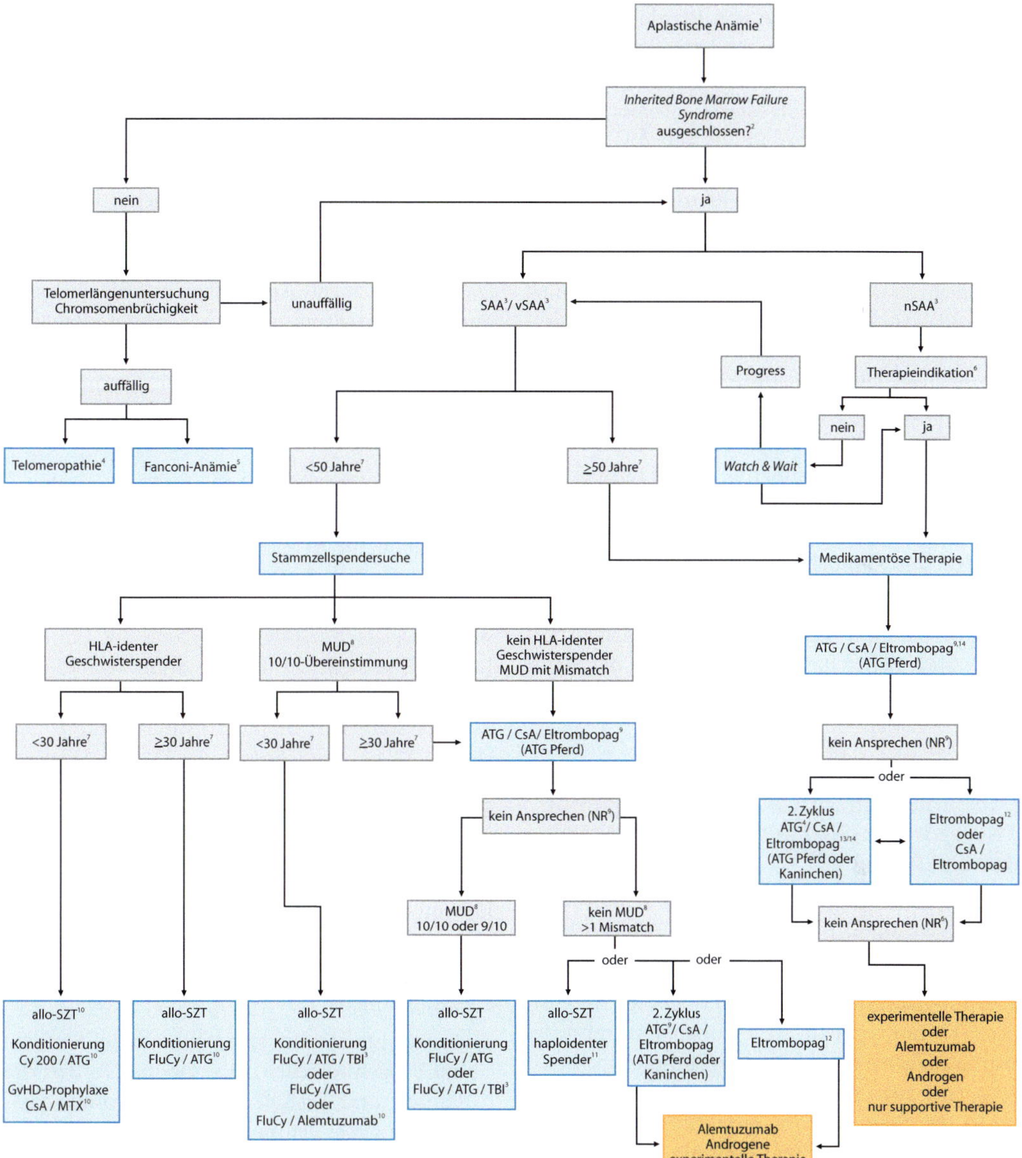

Abb. 5.1: Therapiealgorithmus nach Onkopedia 2022 bei aplastischer Anämie entsprechend Schrezenmeier H, Brümmendorf T et al., DGHO-Leitlinie Aplastische Anämie (https://www.onkopedia.com/de/onkopedia/guidelines/aplastische-anaemie/@guideline/html/index.html).

Eine vergleichende Studie von Pferde-ATG und Kaninchen-ATG, jeweils in Kombination mit Ciclosporin A, zeigte eine bessere Ansprechrate nach 6 Monaten mit Pferde-ATG (68%; 95%KI 56-80) im Vergleich zu Kaninchen-ATG (37%; 95%KI 24-49; p<0,001). Auch die Überlebenswahrscheinlichkeit war nach Pferde-ATG-Therapie besser (3-Jahres-Überlebenswahrscheinlichkeit 96% (95%KI 90-100) nach Pferde-ATG im Vergleich zu 76% (95%KI 61-95) nach Kaninchen-ATG (p=0,04) [32]. Der Vorteil von Pferde-ATG gegenüber Kaninchen-ATG in der immunsuppressiven Therapie wurde in weiteren Studien bestätigt [1, 33]. Der Vorteil von Pferde-ATG besteht nur in der immunsuppressiven Therapie der aplastischen Anämie außerhalb der Transplantation. Für die ATG-vermittelte T-Zell-Depletion im Rahmen der Konditionierung und GvHD-Prophylaxe soll Kaninchen-ATG eingesetzt werden (siehe oben).

Die Kombination von Pferde-ATG und Ciclosporin A blieb daher für fast 3 Jahrzehnte die Standardkombination in der Nicht-Transplantationstherapie der aplastischen Anämie.

5.3.9.2. Immunsuppressive Therapie kombiniert mit Eltrombopag – der neue Therapiestandard in der Primärtherapie der vSAA/SAA

Eine Verbesserung der Ergebnisse konnte erst durch die Kombination mit Eltrombopag erreicht werden.

Eltrombopag ist ein oral bioverfügbarer Agonist des Thrombopoietin-Rezeptors. Eltrombopag wurde zunächst bei chronischer Immunthrombozytopenie zugelassen. Es konnte jedoch auch bei 44 % der Patienten mit refraktärer aplastischer Anämie ein Ansprechen erreichen [34]. Daher wurde es im nächsten Schritt auch in der Primärtherapie der aplastischen Anämie in Kombination mit ATG und Ciclosporin A untersucht. Eine nicht-randomisierte Studie zeigte mit dieser Kombination im Vergleich zu ATG und Ciclosporin A alleine eine sehr gute Ansprechrate mit einem hohen Anteil kompletten Ansprechens [35].

Die randomisierte Studie der *EBMT SAA Working Party* (RACE-Studie) verglich Eltrombopag, Pferde-ATG (ATGAM) und Ciclosporin A mit der bisherigen Standardtherapie Pferde-ATG und Ciclosporin A in der Primärtherapie bei Patienten mit vSAA/SAA [36]. Die Eltrombopag-Gruppe zeigte nach 3 und 6 Monaten ein signifikant besseres Ansprechen (partielles und komplettes Ansprechen): 59 % vs. 31 % nach 3 Monaten, 68 % vs. 41 % nach 6 Monaten. In der Eltrombopag-Gruppe war der Anteil der Patienten mit komplettem Ansprechen deutlich höher (22 % vs. 10 % nach 3 Monaten; p=0,01) und die mediane Zeit bis zum ersten Ansprechen war kürzer (8,8 Monate vs. 3,0 Monate). Das Überleben mit Ansprechen auf die Therapie ohne Stammzelltransplantation, weitere Behandlung, klonale Evolution, Rezidiv oder Tod (ereignisfreies Überleben) war in der Eltrombopag-Gruppe höher (nach 2 Jahren 46 % (95%KI 36-57 %) vs. 34 % (95%KI 24-44 %)) [36].

Die FDA hat Eltrombopag für die Erstlinientherapie in Kombination mit einer Standard-Immunsuppression für Erwachsene und Kinder aber 2 Jahre zugelassen. In Europa ist Eltrombopag für die Primärtherapie der aplastischen Anämie bisher nicht zugelassen worden. Aufgrund der aktuellen Evidenzlage stellt die Kombination von Pferde-ATG, Ciclosporin A und Eltrombopag aber den Therapiestandard in der Primärtherapie der vSAA/SAA bei Erwachsenen dar [36].

5.3.9.3. Mögliche Wirkmechanismen von Eltrombopag bei der Therapie der aplastischen Anämie

Eltrombopag stimuliert den Rezeptor von Thrombopoietin. Für die therapeutische Wirksamkeit bei aplastischer Anämie können mehrere Faktoren eine Rolle spielen [37]:

- Direkte Effekte auf hämatopoietische Stamm- und Progenitorzellen. Eltrombopag fördert die Reifung und Freisetzung von Thrombozyten und ist auch ein Stimulator früher hämatopoietischer Progenitorzellen. Die Serumkonzentrationen von hämatopoietischen Wachstumsfaktoren, z.B. Erythropoietin, G-CSF oder auch Thrombopoietin sind bei Patienten mit aplastischer Anämie stark erhöht. Daher war die Wirkung von Eltrombopag überraschend. Interferon-γ, welches bei aplastischer Anämie erhöht ist, verhindert durch die Bildung von Heterodimeren mit Thrombopoietin dessen Bindung an den Thrombopoietin-Rezeptor. Dagegen kann Interferon-γ nicht an Eltrombopag binden. Daher kann Eltrombopag hämatopoietische Stamm- und Progenitorzellen durch Umgehung der Interferon-γ-vermittelten Blockade stimulieren. Eltrombopag hemmt auch die Dioxygenase-Aktivität des DNA-demythylierenden Enzyms TET2, welches eine wichtige Rolle in der Stammzelldifferenzierung spielt.

- Eltrombopag hat auch eine immunmodulierende Wirkung durch Verminderung der Freisetzung von Interferon-γ, Tumor-Nekrose-Faktor-α und vermehrte Freisetzung von *Transforming Growth Factor*-β.
- Eltrombopag kann durch verschiedene Mechanismen zur Toleranz beitragen, u.a. verzögerung der Makrophagen-Reifung und Erhöhung der regulatorischen B- und T-Lymphozyten.
- Eltrombopag wirkt als Eisenchelator und kann Eisenüberladung reduzieren. Dadurch kann eine Verbesserung der Hämatopoiese begünstigt werden.

5.3.10. Zweitlinientherapie bei Patienten ohne Indikation für Stammzelltransplantation

Bei Patienten ohne Ansprechen auf immunsuppressive Therapie soll die Indikation für eine Transplantation geprüft werden (siehe oben). Falls kein Spender verfügbar ist oder eine Transplantation wegen Alter oder Komorbidität nicht in Frage kommt, gibt es verschiedene Optionen. Außer der Wiederholung der ATG-Therapie mit Eltrombopag, sollten alternative immunsuppressive Therapien in Betracht gezogen werden (Alemtuzumab, Hochdosis-Cyclophosphamid).

Ein hoher Anteil der Patienten mit aplastischer Anämie erleidet nach initialem Ansprechen auf immunsuppressive Therapie ein Rezidiv. Eine Wiederholung der kombinierten Immunsuppression führt bei einem sehr großen Anteil der Patienten zu einem erneuten Ansprechen. Ob die Kombination mit Eltrombopag die Häufigkeit von Rezidiven beeinflusst muss noch in Langzeitbeobachtungen geprüft werden.

5.3.11. Erstlinientherapie bei moderater aplastischer Anämie

Bei moderater aplastischer Anämie (MAA) besteht keine Indikation für eine allogene Transplantation. Ein Therapiebedarf besteht jedoch, wenn die Patienten aufgrund einer Zytopenie in mindestens einer Zellreihe transfusionsbedürftig sind oder eine Gefährdung durch Infekte und/oder Blutungen besteht.

Als immunsuppressive Therapie der nSAA sollte ebenfalls ATG und Ciclosporin gegeben werden. Als Alternative kommt auch eine Ciclosporin-Therapie alleine in Frage. Die Gabe von Eltrombopag bei MAA-Patienten, welche auch eine Ciclosporin A-Therapie erhalten, wird derzeit in einer Placebo-kontrollierten Studie geprüft (NCT0277 3225). Eltrombopag in der Primärtherapie der MAA außerhalb von klinischen Studien ist bisher nicht hinreichend durch Evidenz gestützt und in dieser Indikation auch nicht zugelassen.

5.3.12. Langzeitverlauf

Nach erfolgreicher immunsuppressiver Therapie erleiden bis zu 40 % der Patienten ein Rezidiv [1, 29, 38]. Weiterhin ist die Inzidenz von myelodysplastischen Syndromen und akuter myeloischer Leukämie und klinisch symptomatischer PNH bei Patienten nach immunsuppressiver Therapie der aplastischen Anämie erhöht [1, 29, 38]. Die Häufigkeit von soliden Tumoren ist sowohl nach Immunsuppression als auch nach Stammzelltransplantation erhöht [1, 29, 38]. Eine entsprechende Nachsorge ist daher erforderlich.

Bei einem großen Teil der Patienten mit aplastischer Anämie treten klonale Populationen in der Hämatopoiese auf, d.h. Zellpopulationen mit einem abnormalen Karyotyp oder mit einem "*Single Nucleotide Polymorphism*" (SNP), welche allerdings im Verlauf sehr variabel sein können und das Ansprechen auf Therapie und das Auftreten einer klinischen manifesten malignen Erkrankung der Hämatopoiese nicht vorausbestimmen [39].

Neuere Studien untersuchten die Frage, ob die chronische Stimulation hämatopoietischer Progenitorzellen durch Eltrombopag zu einer klonalen Evolution führt. Zwar wurden bei Eltrombopag behandelten Patienten häufiger klonale Populationen nachgewiesen, jedoch kein höheres Risiko für das Auftreten einer manifesten klinischen Erkrankung (MDS, Leukämie), einer Chromosom-7-Auffälligkeit oder eines komplexen Karyotyps beschrieben ("*high risk*" klonale Evolution) [29, 30]. Das Intervall bis zu einer "*high risk*" klonalen Evolution war bei Patienten mit Eltrombopag-Behandlung signifikant kürzer als bei Patienten ohne Eltrombopag-Behandlung [40]. Die Dauer einer

Eltrombopag-Therapie war nicht prädiktiv für das Auftreten klonaler Populationen [40]. Die bisherigen Beobachtungen sind vereinbar mit der Hypothese, dass die unter Eltrombopag-Therapie beobachteten klonalen Populationen präexistent waren. Die historischen Daten von Patienten nach Immunsuppression ohne Eltrombopag-Therapie zeigen, dass das Intervall von Diagnose und Therapie der aplastischen Anämie bis zur klinischen Manifestation einer klonalen Erkrankung viele Jahre dauern kann. Daher sind Langzeit-Nachbeobachtungen bei den Eltrombopag behandelten Patientengruppen erforderlich.

5.3.13. Ausblick

Die Therapieergebnisse bei aplastischer Anämie konnten in den letzten 3 Jahrzehnten durch Verbesserungen der supportiven Therapie, durch Optimierung der allogenen Transplantation und Weiterentwicklung der kombinierten Immunsuppression mit Eltrombopag verbessert werden. In beiden Therapiebereichen gibt es laufende Studienaktivitäten zur weiteren Verbesserung der Therapie, u.a. Reduktion der GvHD nach allogener Transplantation (z.B. Post-Transplantations-Cyclophosphamid) oder neue Substanzen in der immunsuppressiven Therapie (z.B. Jak2-Inhibitoren). Die Kriterien für die Wahl der Erstlinientherapie müssen daher kontinuierlich geprüft und angepasst werden, auch basiert auf den Erkenntnissen zur Pathophysiologie und der Bedeutung genetischer (Prädispositions-)Marker (☞ Kap. 5.1.). Eine Weiterentwicklung der Therapie kann bei der sehr seltenen Erkrankung aplastische Anämie nur durch multizentrische Kooperation erreicht werden. Es sollte immer geprüft werden, ob eine Behandlung im Rahmen einer kontrollierten Therapiestudie möglich ist.

5.4. Literatur

1. Young NS. Aplastic Anemia. N Engl J Med 2018;379: 1643-56.

2. Giudice V, Selleri C. Aplastic anemia: Pathophysiology. Semin Hematol 2022;59:13-20.

3. Pagliuca S, Gurnari C, Hercus C, et al. Molecular landscape of immune pressure and escape in aplastic anemia. Leukemia 2023;37:202-11.

4. Pagliuca S, Gurnari C, Awada H, et al. The similarity of class II HLA genotypes defines patterns of autoreactivity in idiopathic bone marrow failure disorders. Blood 2021; 138:2781-98.

5. Lobbes H. [Pure red cell aplasia: Diagnosis, classification and treatment]. Rev Med Interne 2023;44:19-26.

6. Tjon JM, Langemeijer SMC, Halkes CJM. Anti thymocyte globulin-based treatment for acquired bone marrow failure in adults. Cells 2021;10.

7. Walne AJ, Vulliamy T, Bewicke-Copley F, et al. Genome-wide whole-blood transcriptome profiling across inherited bone marrow failure subtypes. Blood Adv 2021; 5:5360-71.

8. Dokal I, Tummala H, Vulliamy T. Inherited bone marrow failure in the pediatric patient. Blood 2022;140:556-70.

9. Dokal I, Vulliamy T. Inherited bone marrow failure syndromes. Haematologica 2010;95:1236-40.

10. Schmitt K, Beier F, Panse J, Brummendorf TH. [(Pan-)cytopenia as first manifestation of kryptic telomeropathies in adults]. Dtsch Med Wochenschr 2016; 141:1578-80.

11. Peffault de Latour R, Soulier J. How I treat MDS and AML in Fanconi anemia. Blood 2016;127:2971-9.

12. Vieri M, Brummendorf TH, Beier F. Treatment of telomeropathies. Best Pract Res Clin Haematol 2021;34: 101282.

13. Tummala H, Walne A, Dokal I. The biology and management of dyskeratosis congenita and related disorders of telomeres. Expert Rev Hematol 2022;15:685-96.

14. DeZern AE, Churpek JE. Approach to the diagnosis of aplastic anemia. Blood Adv 2021;5:2660-71.

15. Solimando AG, Palumbo C, Pragnell MV, Bittrich M, Argentiero A, Krebs M. Aplastic anemia as a roadmap for bone marrow failure: An overview and a clinical workflow. Int J Mol Sci 2022;23.

16. Diaz de Heredia C, Bierings M, Dalle JH, Fioredda F, Strahm B. Fanconi's Anemia and Other Hereditary Bone Marrow Failure Syndromes. In: th, Carreras E, Dufour C, Mohty M, Kroger N, eds. The EBMT Handbook: Hematopoietic Stem Cell Transplantation and Cellular Therapies. Cham (CH)2019:587-93.

17. Killick SB, Bown N, Cavenagh J, et al. Guidelines for the diagnosis and management of adult aplastic anaemia. Br J Haematol 2016;172:187-207.

18. Ferreira MSV, Kirschner M, Halfmeyer I, et al. Comparison of flow-FISH and MM-qPCR telomere length assessment techniques for the screening of telomeropathies. Ann N Y Acad Sci 2020;1466:93-103.

19. Aplastic Anemia- Bone marrow failure registry- www.ukaachen.de.

20. Schrezenmeier H BTH, Deeg J, Höchsmann B, Macherndl-Spandl S, Passweg J, Panse J, Röth A, Schubert J, Wörmann B. Onkopedia - Aplastische Anämie. https://wwwonkopediacom 2022.

21. Rice C, Eikema DJ, Marsh JCW, et al. Allogeneic hematopoietic cell transplantation in patients aged 50 years or older with severe aplastic anemia. Biol Blood Marrow Transplant 2019;25:488-95.

22. Marsh JCW, Risitano AM, Mufti GJ. The case for upfront HLA-matched unrelated donor hematopoietic stem cell transplantation as a curative option for adult acquired severe aplastic anemia. Biol Blood Marrow Transplant 2019;25:e277-e84.

23. Bacigalupo A, Benintende G. Bone marrow transplantation for acquired aplastic anemia: What's new. Best Pract Res Clin Haematol 2021;34:101284.

24. Bacigalupo A, Socie G, Schrezenmeier H, et al. Bone marrow versus peripheral blood as the stem cell source for sibling transplants in acquired aplastic anemia: survival advantage for bone marrow in all age groups. Haematologica 2012;97:1142-8.

25. Iftikhar R, Chaudhry QUN, Anwer F, et al. Allogeneic hematopoietic stem cell transplantation in aplastic anemia: current indications and transplant strategies. Blood Rev 2021;47:100772.

26. Kekre N, Zhang Y, Zhang MJ, et al. Effect of antithymocyte globulin source on outcomes of bone marrow transplantation for severe aplastic anemia. Haematologica 2017;102:1291-8.

27. Deeg HJ, O'Donnell M, Tolar J, et al. Optimization of conditioning for marrow transplantation from unrelated donors for patients with aplastic anemia after failure of immunosuppressive therapy. Blood 2006;108:1485-91.

28. DeZern AE, Brodsky RA. Combining PTCy and ATG for GvHD prophylaxis in non-malignant diseases. Blood Rev 2022:101016.

29. Frickhofen N, Heimpel H, Kaltwasser JP, Schrezenmeier H, German Aplastic Anemia Study G. Antithymocyte globulin with or without cyclosporin A: 11-year follow-up of a randomized trial comparing treatments of aplastic anemia. Blood 2003;101:1236-42.

30. Frickhofen N, Kaltwasser JP, Schrezenmeier H, et al. Treatment of aplastic anemia with antilymphocyte globulin and methylprednisolone with or without cyclosporine. The German Aplastic Anemia Study Group. N Engl J Med 1991;324:1297-304.

31. Tichelli A, de Latour RP, Passweg J, et al. Long-term outcome of a randomized controlled study in patients with newly diagnosed severe aplastic anemia treated with antithymocyte globulin and cyclosporine, with or without granulocyte colony-stimulating factor: a Severe Aplastic Anemia Working Party Trial from the European Group of Blood and Marrow Transplantation. Haematologica 2020;105:1223-31.

32. Scheinberg P, Nunez O, Weinstein B, et al. Horse versus rabbit antithymocyte globulin in acquired aplastic anemia. N Engl J Med 2011;365:430-8.

33. Marsh JC, Bacigalupo A, Schrezenmeier H, et al. Prospective study of rabbit antithymocyte globulin and cyclosporine for aplastic anemia from the EBMT Severe Aplastic Anaemia Working Party. Blood 2012;119:5391-6.

34. Olnes MJ, Scheinberg P, Calvo KR, et al. Eltrombopag and improved hematopoiesis in refractory aplastic anemia. N Engl J Med 2012;367:11-9.

35. Townsley DM, Scheinberg P, Winkler T, et al. Eltrombopag added to standard immunosuppression for aplastic anemia. N Engl J Med 2017;376:1540-50.

36. Peffault de Latour R, Kulasekararaj A, Iacobelli S, et al. Eltrombopag added to immunosuppression in severe aplastic anemia. N Engl J Med 2022;386:11-23.

37. Scheinberg P. Activity of eltrombopag in severe aplastic anemia. Blood Adv 2018;2:3054-62.

38. Drexler B, Zurbriggen F, Diesch T, et al. Very long-term follow-up of aplastic anemia treated with immunosuppressive therapy or allogeneic hematopoietic cell transplantation. Ann Hematol 2020;99:2529-38.

39. Groarke EM, Patel BA, Shalhoub R, et al. Predictors of clonal evolution and myeloid neoplasia following immunosuppressive therapy in severe aplastic anemia. Leukemia 2022;36:2328-37.

40. Patel BA, Groarke EM, Lotter J, et al. Long-term outcomes in patients with severe aplastic anemia treated with immunosuppression and eltrombopag: a phase 2 study. Blood 2022;139:34-43.

Abkürzungsverzeichnis

6. Abkürzungsverzeichnis

AA	aplastische Anämie
ADAMTS13	*ADisintegrin And Metalloprotease with ThromboSpondin type 1 repeats*
ADCC	*Antibody-Dependent Cellular Cytotoxicity* = Antikörper-abhängige Zellvermittelte Zytotoxizität
AHTR	*Acute Haemolytic Transfusion Reaction* = akute hämolytische Transfusionsreaktion
AHUS	atypische HUS
AIHA	autoimmunhämolytische Anämie
AIDS	*Acquired ImmunoDeficiency Syndrome*
Ak	Antikörper
ALPS	autoimmunes lymphoproliferatives Syndrom
AML	akute myeloische Leukämie
APS	Antiphospholipid-Antikörpersyndrom
ATG	Anti-Thymozytenglobulin
BMFS	*Bone Marrow Failure Syndrome* = Knochenmarkversagen-Erkrankung
CA	*Cold Agglutinins* = Kälteagglutinine
CAD	*Cold Agglutinin Disease* = Kälteagglutininerkrankung
cAIHA	*cold* AIHA = Kälte-AIHA
CAS	*Complement-Activating Situation*
CED	chronisch entzündliche Darmerkrankung
CF	Komplement-Faktor
CHIP	*Clonal Haematopoiesis of Indeterminate Potential* = klonale Hämatopoese von unbestimmtem Potential
CLL	Chronische lymphatische Leukämie
CSA	Cyclosporin A
CVID	*Common Variable Immunodeficiency* = Allgemeiner variabler Immundefekt
DAF	*Decay Accelerating Factor*
DAT	*Direct Antiglobulin Test* = direkter Coombs-Test
DHTR	*Delayed Haemolytic Transfusion Reaction* = verzögerte hämolytische Transfusionsreaktion
DHUS	Diarrhoe-assoziierte HUS
DIC	*Disseminated Intravascular Coagulation* = Verbrauchskoagulopathie
DI-TMA	Medikamentös bedingte TMA
DL	Donath-Landsteiner
EBMT	*European Bone Marrow Transplantation Association* = Europäische Knochenmark und Stammzell-Transplantations-Gesellschaft
EHEC	enterohämorrhagische *Escherichia coli*
ELISA	*Enzyme-Linked ImmunoSorbent Assay*
EVH	extravasale Hämolyse
FA	Fanconi-Anämie
FDA	*Federal Drug Administration* = Amerikanische Medikamenten-Zulassungsbehörde
G-CSF	Granulozyten-Kolonie-stimulierender Faktor
GOT	Glutamat-Oxalacetat-Transaminase
GPI	Glycosylphosphatidylinositol
GvHD	*Graft versus Host Disease*
Hb	Hämoglobin
HELLP-Syndrom	*Haemolysis, Elevated Liver Enzymes, Low Platelets*
HDFN	*Haemolytic Disease of the Fetus and Newborn* = Morbus haemolyticus neonatorum
Hkt	Hämatokrit
HTR	hämolytische Transfusionsreaktionen
HUS	hämolytisch-urämisches Syndrom
hTTP	hereditäre TTP
IAT	*Indirect Antiglobulin Test* = indirekter Coombs-Test
IBMFS	*Inherited Bone Marrow Failure Syndromes*
ICI	Immuncheckpointinhibitor
ICUS	*Idiopathic Cytopenia of Undetermined Significance* = idiopathische Dysplasie unklarer Signifikanz
Ig	Immunglobulin
IHA	immunhämolytische Anämien
IL	Interleukin
IPIG	*International PNH Interest Group*
ITP	Immunthrombozytopenie
iTTP	immunvermittelte TTP
IVH	intravasale Hämolyse
IvIg	intravenöse Immunglobuline
kAk	Kälteantikörper
KG	Körpergewicht

KI	Konfidenzinterval
KM	Knochenmark
KMT	Knochenmarktransplantation
LDH	Laktat-Dehydrogenase
MAA	moderate aplastische Anämie
MAC	*Membrane Attack Complex*
MASP3	*Mannan-binding lectin-Associated Serine Protease 3*
MCP	Membran-Kofaktor-Protein
MCV	mittleres korpuskuläres Volumen
MDS	myelodysplastische Neoplasie
MHN	Morbus haemolyticus neonatorum
MIHA	medikamentös induzierte Immunhämolysen
MIRL	*Membrane Inhibitor of Reactive Haemolysis*
MMF	Mycophenolat-Mofetil
MTX	Methotrexat
NGS	*Next Generation Sequencing*
NK-Zelle	*Natural Killer*-Zelle
NO	Stickoxid
NR	nicht relevant
nSAA	*non-Severe Aplastic Anaemia* = nicht schwere aplastische Anämie
pB	peripheres Blut
PBSZ	periphere Blutstammzellen
PCH	*Paroxysmal Cold Haemoglobinuria* = paroxysmale Kältehämoglobinurie
PDN	Predniso(lo)n
PEG	Polyethylenglykol
PCP	*Pneumocystis jirovecii*-Pneumonie
PRCA	Pure Red Cell Aplasia
RBC	*Red Blood Cells* = Erythrozyten
RES	retikuloendotheliales System
RPI	Retikulozyten-Produktions-Index
SAA	*Severe Aplastic Anaemia* = schwere aplastische Anämie
SCD	*Sickle Cell Disease* = Sichelzellkrankheit
SCF	Stammzell-Faktor
SLE	Systemischer Lupus erythematodes
SNP	*Single Nucleotide Polymorphism*
STEC	Shiga-Toxin-bildende *E. coli*
SZT	Stammzelltransplantation
TAR	*Thrombopenia Absent Radius*
TA-TMA	Transplantationsassoziierte TMA
TMA	thrombotische Mikroangiopathie
TP	terminale Komplementphase
TRALI	transfusionsassoziierte akute Lungeninsuffizienz
TTP	thrombotisch-thrombozytopenische Purpura
vSAA	*very Severe Aplastic Anaemia*, sehr schwere aplastische Anämie
vWF	von-Willebrand-Faktor
wAIHA	*warm* AIHA = Wärme-AIHA
wAk	Wärmeantikörper
ZVD	zentraler Venendruck

Index

Index

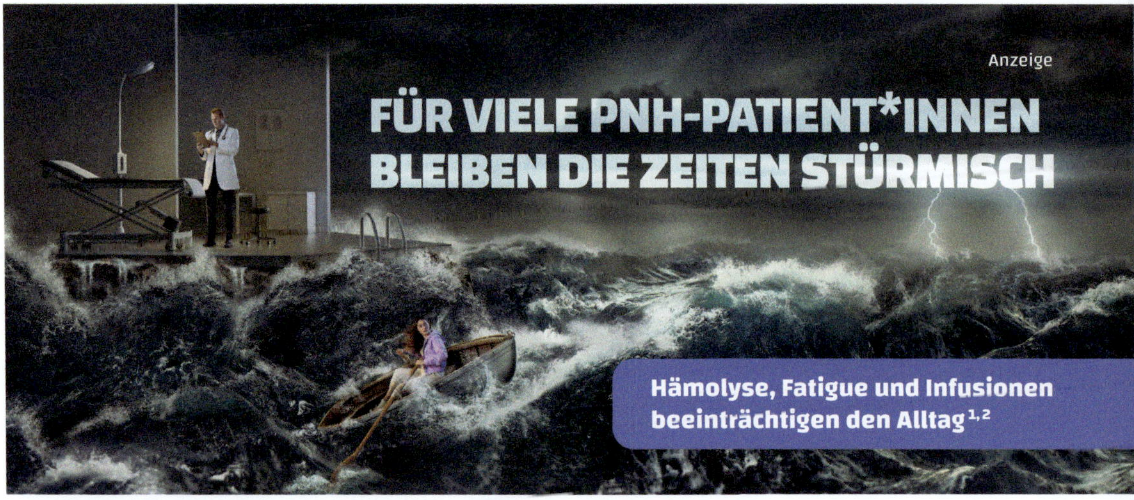

Normale Lebenserwartung – aber immer noch Beschwerden

Mit der Zulassung der Komplement-Inhibitoren hat sich die Lebenserwartung von PNH-Patient*innen zwar normalisiert, allerdings **zeigten 85 % der Behandelten in Studien mit den derzeit verfügbaren C5-Inhibitoren weiterhin Zeichen einer residuellen hämolytischen Anämie**.[3]

- 63 % hatten einen Hämoglobin-(Hb-)Wert < 10,5 g/dl.[1]
- Ein Großteil wies weiterhin erhöhte Laktatdehydrogenase-(LDH-)Werte auf (> obere Normgrenze).[4]
- Gut die Hälfte der PNH-Patient*innen war weiterhin auf Transfusionen von Erythrozytenkonzentraten angewiesen.[1]
- Die Fatigue hielt bei 63 % weiter an – der FACIT-Fatigue-Score der PNH-Patient*innen lag im Mittel um 8–10 Punkte niedriger als in der Allgemeinbevölkerung.[3]

Anhaltende Hämolyse trotz Therapie?

Anhaltend erhöhte LDH-Werte, Fatigue und Transfusionsbedarf aufgrund zu niedriger Hb-Werte sind Folgen eines residuellen Hämolysegeschehens, das u. a. auf eine unvollständige Blockade des Komplementsystems zurückzuführen ist. So wird die extravasale Hämolyse (EVH) durch C5-Inhibitoren, die das terminale Komplementsystem und somit die intravasale Hämolyse (IVH) inhibieren, nicht gehemmt. Vielmehr kann die EVH durch die Blockade der terminalen Komplementkaskade selbst provoziert werden.[5] Ein möglicher Ansatzpunkt für eine vollständigere Hämolysekontrolle könnte daher die Hemmung von EVH und IVH durch proximale Komplementinhibition sein.[6]

Therapieziele neu definieren

Dank der Komplement-Inhibitoren können neue Ziele in der Behandlung der PNH angestrebt werden, die weit über die Vermeidung lebensbedrohlicher Komplikationen hinausgehen: eine anhaltende und vollständige Kontrolle der PNH für umfassende Beschwerdefreiheit und eine gute gesundheitsbezogene Lebensqualität. Für PNH-Patient*innen mit unzureichendem Ansprechen auf C5-Inhibitoren könnte die Hemmung der proximalen Komplementkaskade ein innovativer, vielversprechender Wirkansatz sein, mit dem ein relevanter Anstieg des Hb-Wertes, eine klinisch relevante Verbesserung der Fatigue sowie Transfusionsfreiheit erreicht werden könnte.[6]

i

Paroxysmale nächtliche Hämoglobinurie – was steckt dahinter?

Charakteristisch für die paroxysmale nächtliche Hämoglobinurie (PNH) ist eine klinische Trias aus chronischer Hämolyse, Thrombophilie und Panzytopenie. Basis der PNH-Therapie bildet die Supplementation von Folsäure, Vitamin B12 und ggf. Eisen, Transfusionen von Erythrozytenkonzentraten sowie Antikoagulation bei Bedarf. Bei chronischer Hämolyse, hämolytischen Krisen oder Thrombosen ist zusätzlich eine Behandlung mit Komplement-Inhibitoren indiziert.[7]

63 % der Patient*innen mit paroxysmaler nächtlicher Hämoglobinurie weisen trotz Therapie eine anhaltende Hämolyse auf.[8] Wie unterscheiden sich intra- und extravasale Hämolyse und welche Konsequenzen können diese für PNH-Patient*innen haben? Erfahren Sie mehr!
www.novartis-onkologie.de/dse-pnh-2023

Hb: Hämoglobin, **EVH:** extravasale Hämolyse, **FACIT:** Functional Assessment of Chronic Illness Therapy, **IVH:** intravasale Hämolyse, **LDH:** Lactatdehydrogenase, **PNH:** paroxysmale nächtliche Hämoglobinurie

1. Dingli D et al. Ann Hematol. 101(2): 251–263 (2022). **2.** Kaiser K et al. Patient Prefer Adherence. 14: 705–715 (2020). **3.** Panse J et al. Eur J Haematol. 109(4): 351–363 (2022). **4.** Brodsky RA et al. Blood. 111(4): 1840–1847 (2008). **5.** Risitano AM et al. Front Immunol. 10: 1157 (2019). **6.** De Latour RP et al. Lancet Haematol. 9(9): e648–659 (2022). **7.** Schubert J et al. Onkopedia DGHO-Leitlinie. Stand März 2022. Online verfügbar unter https://www.onkopedia.com/de/onkopedia/guidelines/paroxysmale-naechtliche-haemoglobinurie-pnh/@@guideline/html/index.html (letzter Zugriff 11.05.2023). **8.** Risitano AM et al. Blood. 113(17): 4094–4100 (2009).

NOVARTIS